Ein auf die praktische Chirurgie ausgerichtetes Buch, das durch klare Gliederung und Illustration eine ausgezeichnete Darstellung der prä- und intraoperativen Diagnostik sowie der heute gebräuchlichen und bewährten Operationsverfahren vermittelt. Die Erkennung und Beherrschung intraoperativer Zwischenfälle und postoperativer Komplikationen wird ausführlich besprochen. Erörterungen zur Indikationsstellung, zur Klinik, zu den Ergebnissen der operativen Behandlung und eine ausführliche Besprechung der Nachbehandlung des Operierten unter Berücksichtigung der zahlreichen Berührungspunkte zu den konservativen Nachbardisziplinen machen das Buch auch für Internisten, Gastroenterologen, Kurärzte und für alle an diesem Gebiet interessierten Allgemeinärzte zu einem aufschlußreichen und praktisch wichtigen Ratgeber.

Bergerhof · Praktische Chirurgie des Gallensteinleidens

Praktische Chirurgie des Gallensteinleidens

von

H. D. Bergerhof

Mit einem Geleitwort von Prof. Dr. H. Gelbke, Ludwigshafen

Johann Ambrosius Barth · München

Der Autor:
Dr. med. H. D. Bergerhof, Chefarzt der Chirurgischen Klinik des Dreieich-Krankenhauses,
Langen (Hessen)

ISBN 978-3-642-87906-7   ISBN 978-3-642-87905-0 (eBook)
DOI 10.1007/978-3-642-87905-0

Geleitwort

Wer für die Praxis schreibt, muß vor allen Dingen selbst Praxis haben. Praxis aber bedeutet persönliche Erfahrung und eigene Übung. Praktische Erfahrung ist jedoch, was Quantität und Qualität anbetrifft, vielerorts und nicht nur in den Universitätskliniken zu finden. Bei mancher Art von Krankengut verlagert sie sich immer mehr von den Stätten der Forschung und Lehre zu den Stätten der praktischen Betätigung, eben in die allgemeinen Krankenhäuser. Die Gründe dafür sind offensichtlich und brauchen nicht näher erörtert zu werden.

Das Arbeitspensum einer allgemeinchirurgischen Schwerpunktklinik ist, wie bekannt, in so hohem Maße mit praktisch-operativer Betätigung ausgefüllt, daß vielen Krankenhauschirurgen nicht die Zeit bleibt, ihren Fachkollegen Erfahrungen ausgewertet mitzuteilen oder sie Lernenden praktisch und didaktisch eingängig darzulegen. Das bekannte Dilemma von Forschen und Lehren an unseren Hohen Schulen zeigt sich hier auf einer anderen Ebene, nämlich in Praxis und Lehre. Es bestehen zeit und arbeitsmäßige Schwierigkeiten, einschlägige Erfahrungen in das umzusetzen, was man im weitesten Sinne als Lehre und Fachkommunikation bezeichnen könnte.

Wenn man die Arbeitslast eines großen Krankenhauses aus eigener Erfahrung kennt, wird man es begrüßen und würdigen, daß Herr Bergerhof als 1. Oberarzt einer Klinik mit 260 chirurgischen Betten ein solches Buch aus der Praxis für die Praxis vorlegt. Es ist sowohl für Lernende wie für Erfahrene geschrieben und stellt deshalb besonders hohe Anforderungen an die Kunst straffer Darstellung und bewußten Weglassens.

Professor Dr. med. Heinz Gelbke

Vorwort

Eingriffe an den Gallenwegen stellen die zweithäufigste Operation der Abdominalchirurgie dar. Sie nehmen von Jahr zu Jahr zu. Gallensteinoperationen sind daher nicht Spezialkliniken vorbehalten, sondern sie gehören zum operativen Programm aller chirurgischen Abteilungen. Das zwingt den praktisch tätigen Chirurgen, sich immer wieder mit den Fortschritten auf diesem Gebiet vertraut zu machen. Bekanntlich liegen sie weniger bei neuen Operationsmethoden als vielmehr in der Entwicklung und im Ausbau der intraoperativen Subtildiagnostik. Hierdurch wurde die operative Methodenwahl auf eine neue und sichere Basis gestellt.

Die Wichtigkeit einer differenzierten intraoperativen Diagnostik ist allgemein bekannt und anerkannt. Dennoch hat sich die systematische Anwendung dieser Verfahren bis heute in vielen kleinen und mittleren chirurgischen Abteilungen noch nicht in wünschenswertem Umfang durchgesetzt. Als häufigstes Hindernis wird angegeben, die Methoden seien in der Praxis zu schwierig, zu aufwendig und zu zeitraubend.

In diesem Buch wird ein kompaktes diagnostisches und therapeutisches Programm zusammengestellt, das 3 Forderungen erfüllt: Es soll den Chirurgen befähigen, alle praktisch vorkommenden Situationen zu meistern. Es soll den hohen Anforderungen der modernen Gallenchirurgie gerecht werden und vor allem überall, auch an den kleinen chirurgischen Abteilungen, praktikabel sein. Die Zusammenstellung erhebt weder Anspruch auf Vollständigkeit der geschilderten Methoden noch auf Ausschließlichkeit in der diagnostischen und operativen Verfahrenswahl. Nur solche Methoden werden geschildert, die sich dem Verfasser persönlich an einem großen Krankengut bewährt haben. Bei der Schilderung wird besonderer Wert auf die praktische Ausführung gelegt, um dem Chirurgen, der sich neu in ein Teilgebiet einarbeiten will, ein sicherer Wegweiser zu sein.

Neben der Operationstechnik wird der Indikationsstellung zur Operation im allgemeinen und zu den verschiedenen Operationsverfahren ein breiter Raum gewidmet. Die Darstellung der Gallensteinchirurgie erfolgt nicht zuletzt unter dem Gesichtspunkt der „Präzisions- und Sicherheitschirurgie", die den modernen chirurgischen Stil zunehmend prägt. Die Sicherheit des Eingriffs ist gerade für den Chirurgen am kleinen Krankenhaus von größter Bedeutung. Die Sorge um die Sicherheit ist allzu oft der Grund für einen unvollständigen Minimaleingriff. Tatsächlich ist die Letalitätsstatistik für den Chirurgen bei benignen Leiden der wichtigste Gradmesser des Erfolges, hinter dem alle anderen Bewertungsmaßstäbe zweitrangig sind. Die mitgeteilten eigenen Letalitätsstatistiken zeigen, daß durch konsequente Anwendung der geschilderten Prinzipien und Methoden eine erfreuliche Senkung gerade der Letalität erzielt wurde.

Dieses Buch berücksichtigt die Erfahrungen der Chirurgischen Klinik der Städtischen Krankenanstalten Ludwigshafen am Rhein bei 3231 Gallensteinoperationen in den Jahren 1930 bis 1967 unter den Chefärzten Prof. Simon (bis 1943), Prof. Jaeger (bis 1962) und Prof. Gelbke. Davon entfallen 1151 Operationen auf die letzten 6 Jahre von 1962 bis 1967. Während dieses Zeitraumes wurde nach den dargestellten Richtlinien behandelt.

Herrn Prof. Dr. H. Gelbke danke ich für die Anregung zu dieser Arbeit und für die Erlaubnis, das Krankengut der Klinik auszuwerten und zu benutzen.

Langen (Hessen), im Sommer 1969

H. D. Bergerhof

Inhaltsverzeichnis

A. Chirurgische Anatomie

Das Arbeitsfeld des Gallenchirurgen ist das ganze biliäre System. Es bildet eine funktionelle Einheit. Jeder Teil kann im Erkrankungsfall Rückwirkungen auf andere Teile nach sich ziehen.

Das biliäre System besteht aus der Leber als Bildungsstätte des Gallensaftes, aus dem Hauptgallengang (Ductus hepatocholedochus) und aus dem papillären Schließmuskelsystem. Im Nebenschluß liegen die Gallenblase (Vesica fellea) und die Bauchspeicheldrüse. Unsere Schilderung konzentriert sich auf die für die Operation und die intraoperative Cholangiographie wichtigen Details.

Der *Hauptgallengang* ist für den Chirurgen die zentrale Struktur des ganzen biliären Systems. Er stellt die Verbindung zwischen der Bildungsstätte des Gallensaftes und dem Darm her. Er steht mit allen Teilen des Systems in Verbindung. Seine Erkrankungen ziehen daher das Gesamtsystem in Mitleidenschaft. Die Weite des normalen Ganges schwankt zwischen 0,3 und 1,1 cm. Mit zunehmendem Alter kann sich ein gesunder Gallengang innerhalb dieser Grenzen erweitern. Leberwärts gabelt sich der Hauptgallengang in 2 bis 3 Lebergänge. Bei 80% liegt eine Bifurkation vor, bei 19% eine Trifurkation. Eine stärkere Verzweigung ist selten. Die Hepatikusgabel bildet einen Winkel, der zwischen 45 Grad und 180 Grad variiert. Die Lage der Hepatikusgabel ist im Einzelfall unterschiedlich. Sie kann intrahepatisch liegen, dann ist der Hauptgallengang lang. In der Regel liegt sie extrahepatisch, etwas außerhalb des Leberparenchyms, seltener weit darmwärts verschoben. Im letzteren Fall sprechen wir von tiefer Gabelung. Der Hauptgallengang ist dann kurz.

Die Einmündung des Ductus cysticus teilt den Hauptgallengang in 2 Abschnitte, den Ductus choledochus und den Ductus hepaticus communis. Die Einmündungsstelle des Ductus cysticus bezeichnen wir als *Konfluens*. In ²/₃ der Fälle liegt er in der oberen

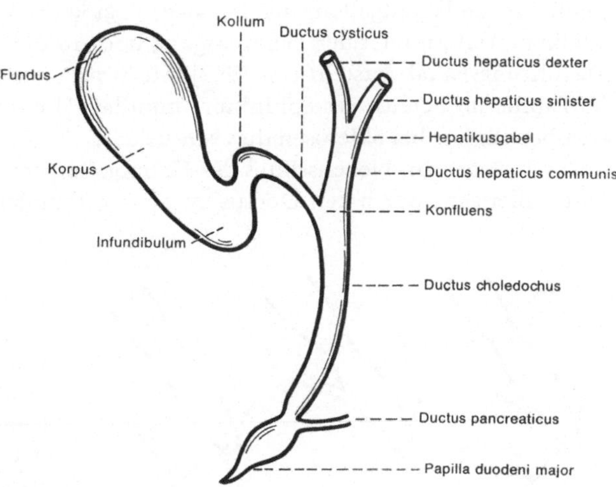

Abb. 1   Schematische Darstellung
der extrahepatischen Gallenwege

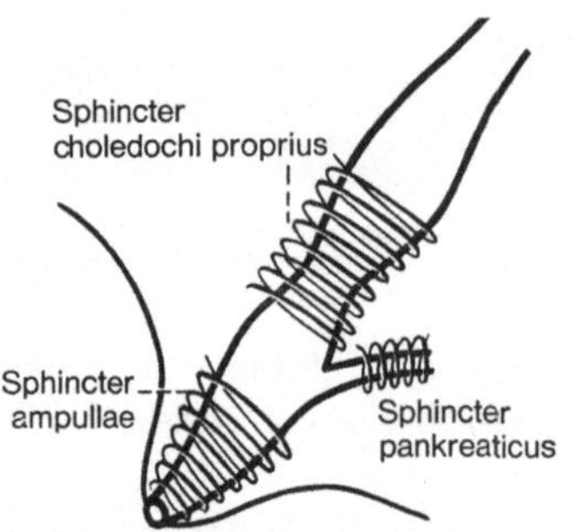

Abb. 2   Schematische Darstellung der Papilla duodeni major

Hälfte des Hauptgallenganges, so daß der Ductus choledochus länger als der Ductus hepaticus ist. In den anderen Fällen ist die Zystikuseinmündung darmwärts verschoben. Wir sprechen von tiefer Einmündung.

Der Hauptgallengang mündet an der *Papilla duodeni major* in den Zwölffingerdarm. Die Lage der Papille ist variabel. Meist liegt sie in der Mitte des absteigenden Duodenalteils. Verschiebung bis nahe an den Pylorus ist möglich, Verschiebung nach aboral wird häufiger beobachtet. Die Papille verfügt über ein Schließmuskelsystem, das den Reflux von Duodenalsaft in die Gallenwege verhindert. Gleichzeitig wird Gallensaft durch Bewegung der Sphinkteren in das Duodenum befördert. Die Sphinkteren sind in fast dauernder Tätigkeit. Durch Änderung des Bewegungsablaufs paßt sich die Durchflußmenge dem Bedarf sinnvoll an. Röntgenkinematographische Untersuchungen zeigen, daß sich bei erhöhter Durchflußleistung die Peristaltikfrequenz kaum ändert. Die Öffnungsphase der einzelnen Welle ist verlängert, hierdurch steigert sich das Durchflußvolumen. Im einzelnen unterscheiden wir 3 Sphinkteren: den Sphinkter ampullae, den Sphinkter choledochi und den Sphinkter pankreaticus. Letzterer ist inkonstant und schwach ausgebildet. Die Kenntnis der Sphinkteren ist für die Beurteilung der intraoperativen Cholangiogramme wichtig. Die Schleimhaut des Hauptgallenganges ist glatt, im Papillenbereich zeigt sie längsgestellte Falten, die dem Verschlußmechanismus dienen.

Im Nebenschluß zum Hauptgallengang liegen die *Bauchspeicheldrüse* und die Gallenblase. Der Ausführungsgang der Bauchspeicheldrüse mündet bei 86% im Bereich der Papille in den Hauptgallengang. Bei 14% liegt keine Verbindung der Gangsysteme vor. In einem Teil mündet der Pankreasgang hoch in die Papille, so daß ein gemeinsamer Ausführungskanal entsteht (ca. 19%). Meist mündet er aber in den unteren Abschnitt der Papille im Bereich des Sphinkter ampullae. Hierdurch erklärt sich die häufige Pankreasbeteiligung bei Sklerosen dieses Muskels.

Das 2. Organ im Nebenschluß des Hauptgallenweges ist die *Gallenblase.* Sie ist mit dem Gallengang durch den Ductus cysticus verbunden. Dieser ist 3 bis 4 cm lang. Bei

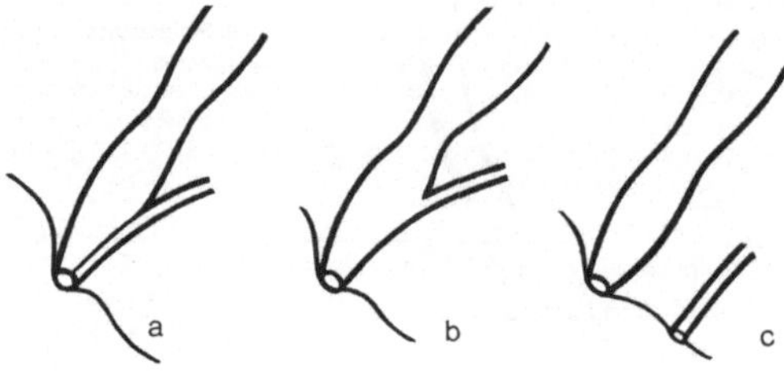

Abb. 3   Verschiedene Mündungstypen des Ductus pancreaticus. a) und b) gemeinsame Mündung von Gallengang und Pankreasausführungsgang, c) getrennte Mündung der Gangsysteme

80% mündet er spitzwinklig in den Gallengang, in anderen Fällen liegt ein Spiralverlauf oder ein Parallelverlauf vor. An der Gallenblase unterscheiden wir Fundus, Korpus, Infundibulum und Kollum, das die Verbindung mit dem Ductus cysticus herstellt. Das Infundibulum ist oft klein und kaum ausgeprägt, in manchen Fällen stellt es aber eine bedeutsame Ausstülpung der Gallenblase dar. Das ausgeweitete Infundibulum legt sich dann ventral vor den Hauptgallengang, so daß dieser zunächst nicht erkannt wird und Schwierigkeiten bei der Präparation entstehen.

Infundibulum, Kollum und Ductus cysticus bezeichnen wir zusammen als *Syphon*. In diesem Abschnitt ist der Gallenweg zweimal abgeknickt und bildet ein S. Der Syphon beherbergt das valvulo-muskuläre Verschlußsystem der Gallenblase. Es besteht aus der Spiralklappe (Valvula spiralis Heisteri) als passivem Teil und dem Lütkens-Sphinkter als aktivem Teil. Der Syphon ist oft kurz und die Knickungen bilden sanfte Bögen, gelegentlich ist er aber lang und grotesk gewunden. Das Lumen schwankt zwischen Bleistift- und Haarsondendicke. Gerade an dieser Stelle des Gallenweges sind auf Grund der morphologischen Struktur eine Fülle organischer und funktioneller Störungen der Gallenblasenentleerung möglich. Wir bezeichnen sie als Syphopathien.

Anatomische Anomalien und Varianten

Kaum ein Gebiet der operativen Chirurgie ist so reich an anatomischen Anomalien und Varianten wie das biliäre System. Im individuellen Fall scheint dem Chirurgen die Kenntnis des ganzen Anomaliespektrums zunächst nur wenig zu nützen, da es kaum jemals möglich und nötig ist, das ganze biliäre Gang- und Gefäßsystem präparatorisch freizulegen. Die Systematik der Anomalien muß dem Chirurgen aber aus zweifacher Sicht dennoch geläufig sein: Sie mahnt zu ständiger Vorsicht und Besonnenheit auch

Abb. 4 Anomalien der Gallenwege

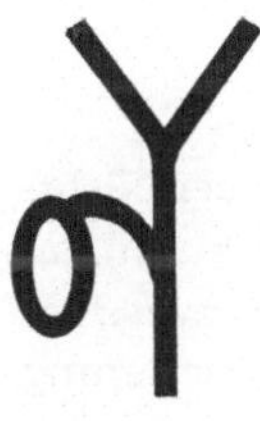

Normal

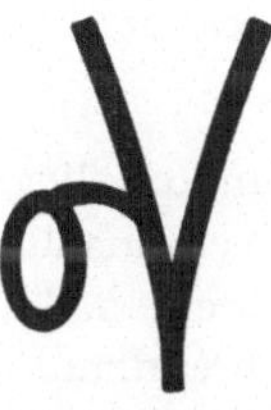

Tiefe Hepatikus-
Gabelung

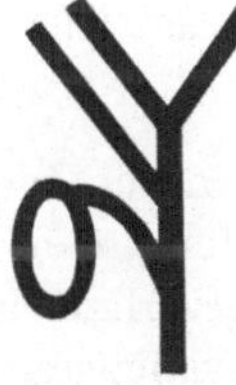

Akzessorischer
Duct. hep. dexter

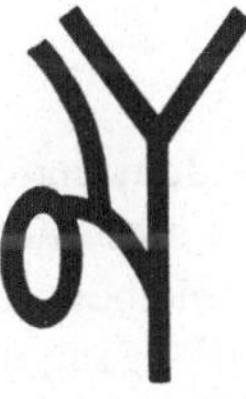

Akzessorischer
D. hepatocysticus,
Einmündung
in D. cysticus

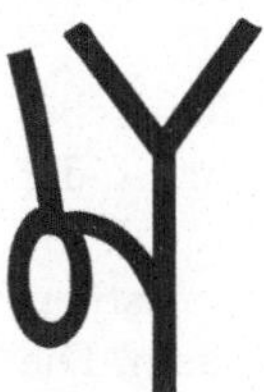

Akzessorischer
D. hepatocysticus,
Einmündung
in Gallenblase

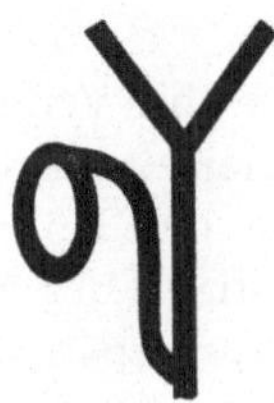

Tiefe
Zystikusmündung
Parallelverlauf

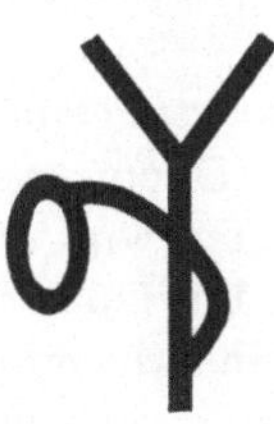

Tiefe
Zystikusmündung
Spiralverlauf

bei scheinbar leichten Fällen. Beim Auftauchen unerwarteter Strukturen oder beim Nachweis von Gefäßpulsationen an abnormer Stelle ermöglicht sie eine gezielte Analyse der anatomischen Situation. In Abb. 4 und 5 sind die chirurgisch wichtigen Anomalien der Gallenwege und der Arteria hepatica dargestellt.

Abb. 5   Anomalien des Gefäßsystems

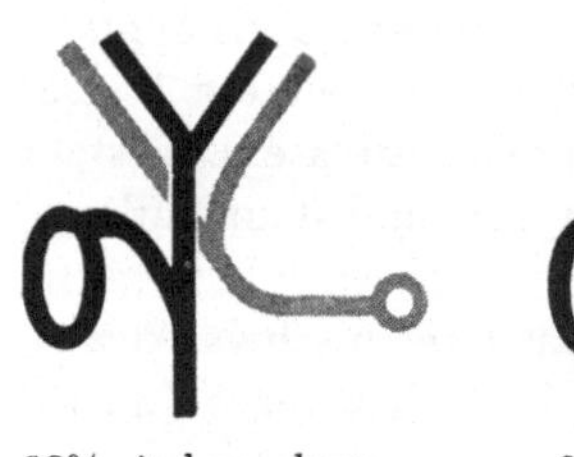

80% A. hep. dextra
unterkreuzt den D. hep.

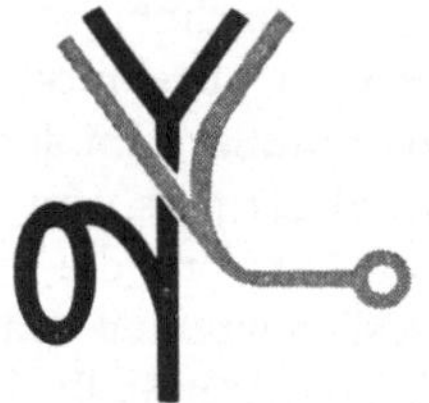

20% A. hep. dextra
überkreuzt den D. hep.

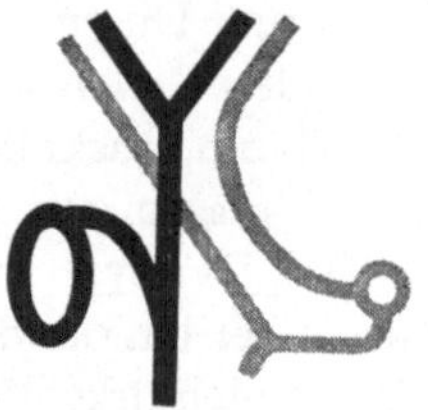

Vikariierende
A. hep. dext. aus
A. gastrica sin.

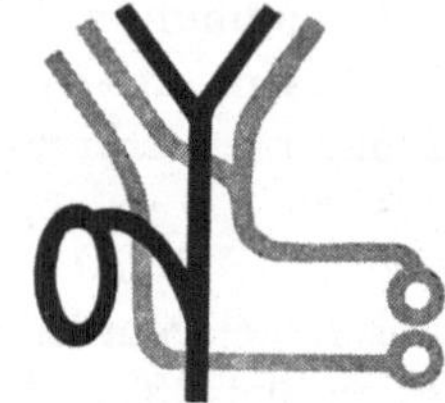

Akzessorische
A. hep. dextra aus
A. mesent. comm.

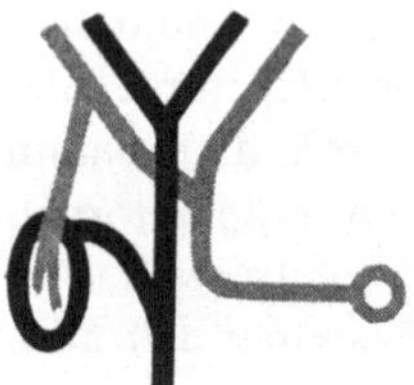

A. cystica aus
A. hep. dext.

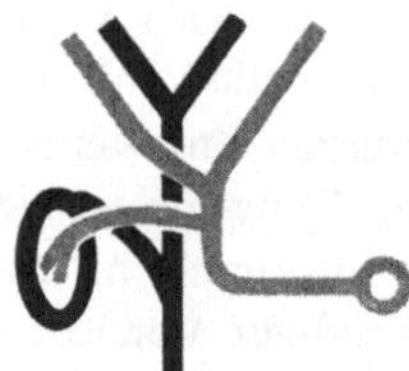

A. cystica aus
A. hep. comm.
überkreuzt Gallenwege

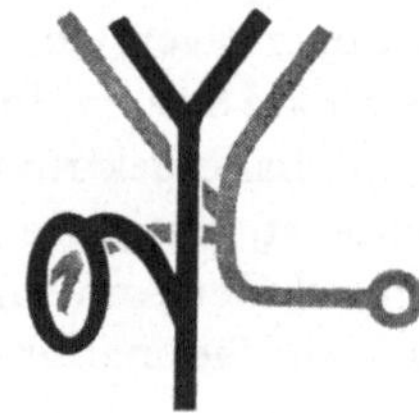

A. cystica aus
A. hep. comm.
unterkreuzt Gallenwege

Die Bedeutung der Anomalien der Zystikuseinmündung liegt darin, daß bei Nichterkennen einer tiefen Einmündung oder eines Spiralverlaufs überlange Zystikusbürzel bestehenbleiben. Beim Parallelverlauf ist zu beachten, daß das Septum zwischen Hauptgallengang und Ductus cysticus oft nur aus Schleimhaut besteht. Die Isolierung des Ductus cysticus bis zur Einmündung ist in diesen Fällen nicht erlaubt.

Die tiefe Gabelung des Ductus hepaticus ist eine gefährliche Anomalie. Hierbei wird der rechte Ductus hepaticus gelegentlich irrtümlich als Ductus cysticus angesehen, ligiert und durchtrennt.

Akzessorische Ductus hepatocystici sind Gänge, die eine Verbindung zwischen Leber einerseits und Gallenblase oder Ductus cysticus andererseits darstellen. Ein Ductus, der in die Gallenblase direkt mündet, wird unterbunden. Nur bei großem Lumen soll die Neostomie diskutiert werden. Ein Ductus hepatocysticus, der in den Ductus cysticus mündet, wird erhalten. Es kann sich um einen Ductus hepaticus dexter handeln. Die Durchtrennung des Ductus cysticus erfolgt dann blasenwärts der Einmündung.

Das beste Mittel, um unbeabsichtigte Verletzungen des Gangsystems zu vermeiden, ist — neben einer subtilen Präparationstechnik dicht an der Gallenblasenwand entlang — die frühzeitige Durchführung der intraoperativen Cholangiographie, bevor ein Gebilde durchtrennt wird. Sie gibt Klarheit über den anatomischen Situs und Sicherheit für das weitere Vorgehen.

Die Bedeutung der Gefäßanomalien ist noch größer als die des Gangsystems. Während bei Verletzungen des letzteren in der Regel noch eine glückliche Lösung gefunden wird, ist die Verletzung oder Unterbindung einer großen Arterie — falls sie intraoperativ überhaupt bemerkt wird — in diesem Bereich trotz aller Rekonstruktionsversuche nur zu oft tödlich. Beim Gangsystem ist die Cholangiographie eine entscheidende Hilfe, bezüglich des Gefäßsystems die genaue Palpation auf abnorme Gefäßpulsationen ein wirksamer Schutz. Bemerken wir in unserem Operationsfeld an abnormer Stelle ein pulsierendes Gebilde, wird der Eingriff sofort unterbrochen und zunächst Herkunft und Verlauf des Gebildes präparatorisch bestimmt.

In der Praxis sind es vor allem 3 Gruppen, die besondere Beachtung verdienen:

1. Ursprung und Verlauf der Arteria cystica sind so variabel, daß eine Präparation des Gefäßes bis zum Ursprung nur unter Risiken möglich ist. Der sicherste Weg ist die Ligatur des Gefäßes oder seiner Äste dicht an der Gallenblase selbst, ohne daß der Verlauf des Stammes verfolgt wird. Ein langer Arterienbürzel ist unschädlich im Gegensatz zum Vorgehen bei der Durchtrennung des Ductus cysticus, der stets blasenfern, nahe seinem Ursprung abgesetzt wird.

2. In 80% der Fälle unterkreuzt die Arteria hepatica dextra den Ductus hepaticus, in 20% der Fälle überkreuzt sie ihn. Im Einzelfall muß daher bei der Präparation des Ductus hepaticus jedes kreuzende Gefäß zunächst als verdächtig auf eine Arteria hepatica dextra angesehen werden.

3. Arterienpulsation an der rechten Seite des Hauptgallenganges rührt meist von einer abnorm entspringenden und verlaufenden Arteria hepatica dextra her. Bei der Präparation des Ductus cysticus und der Gallenblase kann unter diesen Umständen eine Gefäßverletzung bei unbedachtem Vorgehen entstehen.

B. Pathologie des Gallensteinleidens

Steinbildung und Entzündung sind die beiden häufigsten Veränderungen des biliären Systems. Fast immer kommen sie gleichzeitig vor. Jede 5. Frau und jeder 10. Mann sind Gallensteinträger.

Die kausale Genese der Steinbildung ist letztlich ungeklärt. Entzündung, Stauung und Stoffwechselstörung werden als Teilursachen angesehen.

Die Gallenblase ist das Zentrum der Steinbildung (Cholezystolithiasis), primäre Steinbildung in den Gallenwegen ist möglich, aber selten. In den meisten Fällen ist gleichzeitig die Gallenblasenwand chronisch entzündet. Nur in wenigen Frühfällen ist die steinhaltige Gallenblase noch entzündungsfrei. In der Praxis dürfen wir als Regelfall eine steinhaltige Gallenblase mit blander chronischer Entzündungsreaktion als Ausgangssituation des Gallensteinleidens ansehen. Wir sprechen vom *einfachen Gallensteinleiden*.

Dem stellen wir das *komplizierte Gallensteinleiden* gegenüber. Es entsteht aus dem

Tabelle 1   Die Steinwanderungskomplikationen

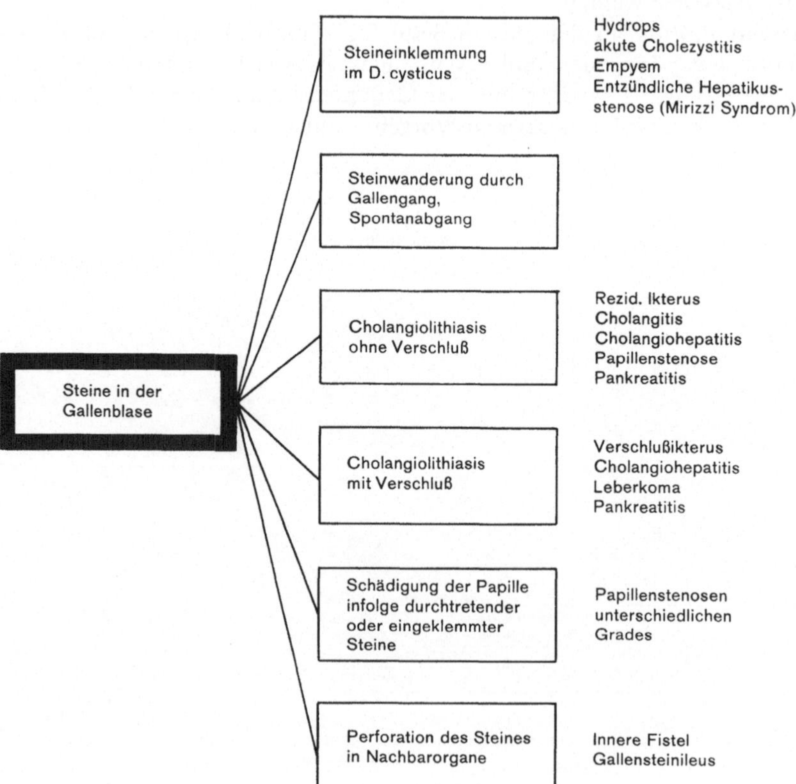

einfachen Steinleiden dadurch, daß beide Faktoren — Stein und Entzündung — mit der Zeit zu Komplikationen verschiedener Art und in mannigfacher Kombination führen. Mit einem Stillstand des Leidens im Stadium des einfachen Steinleidens dürfen wir in der Praxis nicht rechnen. Die Weiterentwicklung zum komplizierten Steinleiden ist zu häufig. Der Zeitpunkt ist im Einzelfall nicht voraussehbar. Es kann beim 1. Anfall sein, es können Jahrzehnte vergehen.

Das komplizierte Gallensteinleiden teilen wir in 2 Gruppen ein: Steinwanderungskomplikationen (Tab. 1) und Entzündungskomplikationen (Tab. 2).

Steinwanderungskomplikationen manifestieren sich bevorzugt am Hauptgallengang. Ihre vitale Gefahr ist die Blockierung des Gallenflusses mit Zusammenbruch der Leberfunktion. Mit dem Übertritt des Steines in den Hauptgallengang hat das Leiden die entscheidende Wende zum Schlimmen genommen. Der freie Gallenfluß und anhängende Organsysteme (Leber, Bauchspeicheldrüse) sind unmittelbar bedroht. Autopsiestatistiken zeigen, daß man bei 25% der Steinkranken Konkremente im Hauptgallengang findet. Sie können in Ein- oder Mehrzahl vorliegen. In seltenen Fällen ist das Gangsystem durch eine Vielzahl von Steinen geradezu ausgemauert (Steinsäule).

Tabelle 2   Die Entzündungskomplikationen

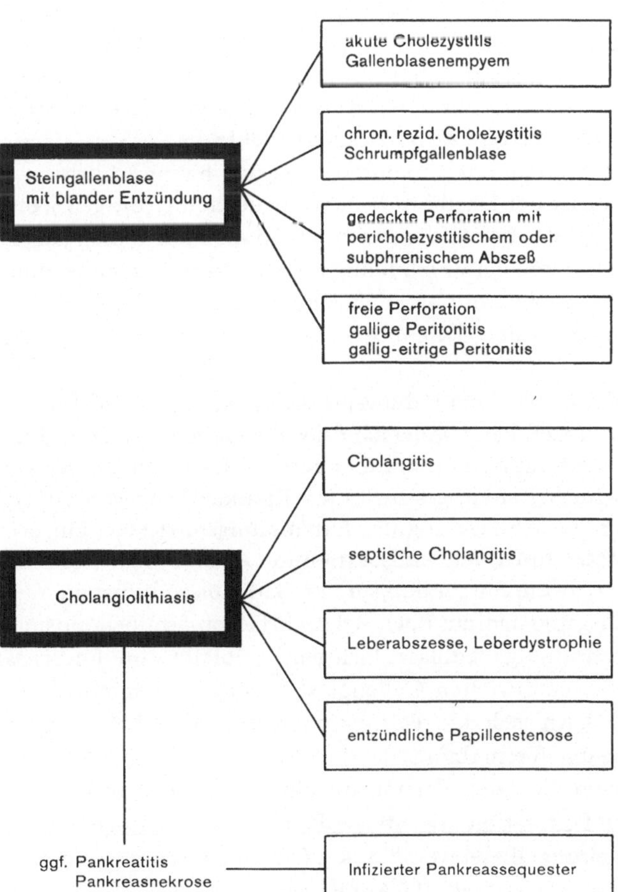

Im günstigsten Fall geht der Stein durch die Papille spontan ab. Vorübergehende Gallenstauung und Pankreasreizung klingen ab. Steineinklemmung führt zum Verschlußikterus und bei gleichzeitiger Verlegung des Pankreasausführungsganges zur Pankreatitis. Die Prädilektionsstelle für Steineinklemmungen ist der suprapapilläre Bereich dicht oberhalb des Sphinkter choledochi proprius. Die meisten Gallensteine liegen frei im Lumen, ohne ein komplettes Verschlußsyndrom zu bewirken. Ihre Gefahr ist die chronische inkomplette Abflußbehinderung und die dazutretende Begleitcholangitis.

Pathologische Prozesse am Hauptgallengang wirken sich auf 3 Organe aus: Leber, Bauchspeicheldrüse und Papille. An der Papille entwickelt sich die entzündliche Papillenstenose, am Pankreas sind chronisch entzündliche Veränderungen zu erwarten. Ein großer Teil chronisch rezidivierender Pankreatitiden ist auf Abflußstörungen an der Papille zurückzuführen. Die Rückwirkungen auf die Leber werden von 2 Faktoren diktiert: Dem Grad der Gallenstauung und dem Charakter der aszendierenden Infektion. Ist der Entzündungsprozeß blande, so ist der Verlauf protrahiert und äußert sich oft erst nach Jahren in einer Schädigung des Sekundärorgans. Im feingeweblichen Leberbild finden wir alle Übergänge von der Cholangiohepatitis mit diskreter Infiltration der periportalen Felder bis zum Vollbild der biliären Zirrhose.

Dramatischer verlaufen akute Entzündungskomplikationen am Gallengang. Hier haben wir einen steinhaltigen, gestauten Gallengang, in dem bakterielle Infekte einen guten Boden finden. Der Gallensaft ist trüb, mit Fibrin und Eiter durchsetzt. Die Wand des Gallenganges ist entzündlich verdickt und von dicken Schwielen umgeben. Die Schleimhaut ist rot und mit fibrinösen Auflagerungen bedeckt. In schweren Fällen beobachten wir Leberabszesse und akute Leberdystrophie.

Entzündungskomplikationen manifestieren sich hauptsächlich an der Gallenblase. Ihre vitale Gefahr ist der Durchbruch in die Bauchhöhle mit gallig-eitriger Peritonitis. Demgegenüber sind die Entzündungskomplikationen am Gallengang zahlenmäßig seltener. Alle Schweregrade der Entzündung über die fibrinöse, phlegmonös-eitrige, eitrigabszedierende bis zur nekrotisierenden Entzündung werden beobachtet. Dabei treten Eiteransammlungen in der Gallenblase auf, die wir als akutes Gallenblasenempyem bezeichnen.

Die Verlaufsform des Entzündungsprozesses ist unterschiedlich. Ein entzündlich nekrotisierender Prozeß kann widerstandslos die Gallenblasenwand in Stunden durchbrechen und zur Perforation mit tödlicher Peritonitis führen. Dieser Verlauf ist aber die Ausnahme, er wird bei alten, geschwächten Kranken beobachtet. In der Regel gelingt dem Organismus die Abriegelung des Entzündungsprozesses. Ein eventueller Durchbruch erfolgt gedeckt durch Netz und Darm unter Ausbildung eines pericholezystitischen Abszesses. Auch schwere Entzündungen der Gallenblase klingen ab und gehen wieder in das blande Ausgangsstadium über. Bei mehrfachen Schüben entsteht so das Bild der entzündlichen Schrumpfgallenblase. Gelegentlich bleibt eine Eiteransammlung in der ausgeschlossenen, verschwielten Gallenblase zurück. Wir sprechen von einem chronischen Empyem. Auch gedeckte Perforationen mit Abszeßbildung können „heilen", durch Resorption und Vernarbung.

Wenn nach dem Gesagten der Organismus auch meist in der Lage ist, die vitale Gefahr der freien Perforation mit diffuser Peritonitis zu bannen, so darf nicht verkannt werden, daß die einmal dieserart erkrankte Gallenblase immer ein schwacher Punkt im Organismus bleibt. Sei es, daß die Abriegelung unter Bildung eines chronischen Empyems erfolgte, oder sei es, daß ständig neue Schübe die Widerstandskraft verzehren und immer weitere Sekundärorgane in Mitleidenschaft ziehen.

Die verschiedenartigen Schädigungsmöglichkeiten durch Steine und Entzündung wirken sich an den beiden Engpässen des biliären Systems in besonderem Maße aus: an der Papille und am Syphon. Beide Abschnitte sind durch besonders empfindliche und differenzierte Gewebsstrukturen gekennzeichnet, die Papille durch das papilläre Schließmuskelsystem, der Syphon durch das valvulo-muskuläre Schlußsystem.

Die Papille wird durch das Übergreifen eines chronischen Entzündungsprozesses des Hauptgallenganges allmählich in Mitleidenschaft gezogen. In besonderem Maße wird sie aber durch das Steinleiden alteriert. Steine können im Papillenbereich eingeklemmt sein oder beim Durchtritt Schädigungen hinterlassen. Die Verhältnisse liegen ähnlich wie bei den bekannten Befunden am Ureterostium nach Steindurchtritt. Sicherlich wird auch beim Durchtritt eines Steines von nennenswertem Kaliber durch die Papille eine Schädigung der zarten Strukturen herbeigeführt, wenn auch eine bioptische Beobachtung des Steindurchtritts durch die Papille nicht möglich ist.

Makroskopisch sind die Veränderungen bei Erkrankungen der Papille oft gering, und zwar gerade bei den narbigen starren Formen. In anderen Fällen ist die Papille zapfenartig geschwollen, gerötet oder ödematös.

Nach dem feingeweblichen Bild unterscheiden wir zwei Gruppen von gutartigen Papillenveränderungen:

1. Entzündlich-sklerosierende Formen. Die mikroskopische Untersuchung ergibt alle Stadien der akuten oder chronischen Entzündung: Ödematöse Durchtränkung — phlegmonöse Entzündung — Fibrose mit narbiger Schrumpfung.

2. Adenomyomatöse Form. Sie erinnert im Gewebsbild an die Prostatahypertrophie und wird wie diese bei alten Menschen beobachtet.

Alle diese Papillenveränderungen gehen mit einer mehr oder weniger großen Behinderung des Gallenflusses einher. Wir bezeichnen sie zusammenfassend als gutartige Papillenstenosen. Ein Teil der Veränderungen kann sicherlich spontan ausheilen. Leichte Grade der Papillenschädigung — Ödem und manche entzündliche Reaktionen — gehören hierzu. Hingegen führen Narben und Sklerosierungen ebenso wie die adenomyomatöse Form zur bleibenden Stenose.

Die 2. physiologische Enge der Gallenwege ist der *Syphon.* Das komplizierte valvulomuskuläre Kollum-Zystikus-System ist bei Steindurchtritten, aber auch schon bei normalem Gallenfluß besonderen Belastungen ausgesetzt. Die sog. Zystizitis ist als eigene Entzündungskomplikation des Infundibulums beschrieben. Sie führt wie andere morphologischen Veränderungen und Anomalien des Syphons zu einer Behinderung der Gallenblasenentleerung mit entsprechendem Beschwerdebild. Alle organischen und funktionellen Veränderungen in diesem Bereich werden als Syphopathien zusammengefaßt.

C. Präoperative Diagnostik

Die Leistungsbreite der präoperativen Diagnostik ist begrenzt. Die einzelnen Teile des biliären Systems werden unterschiedlich genau erfaßt. Über Leber und Gallenblase erhalten wir in der Regel ausreichende Auskunft. Die Beurteilung des Hauptgallenganges und der Bauchspeicheldrüse bleibt meist unvollständig. Über die Papille erfahren wir präoperativ so gut wie nichts. Hieraus ergibt sich zwingend die Notwendigkeit, die präoperative Diagnostik durch eine subtile intraoperative Diagnostik zu ergänzen.

Immer wieder wurde versucht, durch Ausbau und Verfeinerung der präoperativen Untersuchungsmethoden den Aussagebereich zu erweitern, insbesondere bezüglich des Hauptgallenganges. Das führte zur perkutanen Cholezysto-Cholangiographie (KARPANDJI, KARTER und SAYPOL) und zur laparoskopischen Cholangiographie (ROYER). Auch durch Schichtaufnahmen des kontrastmittelgefüllten Hauptgallenganges versuchte man den Steinnachweis zu verbessern und eventuell eine Aussage über die Morphologie der Papille zu ermöglichen. Alle diese schwierigen und zum Teil nicht gefahrlosen Verfahren benötigen wir in der praktischen Gallenchirurgie nur selten. Wir führen stattdessen die intraoperative Subtildiagnostik durch. Daher genügen uns die konventionellen präoperativen Untersuchungsmaßnahmen in der Regel vollkommen. Sie erbringen schnell und rationell den Nachweis einer chirurgisch zu behandelnden Gallenwegerkrankung und ermöglichen die Indikationsstellung zur Operation.

Aus der großen Zahl der präoperativen Untersuchungsmethoden bringen wir ein Mindestprogramm, das jedem Gallenchirurgen zur Verfügung stehen sollte. Andere Untersuchungskombinationen, insbesondere auf chemischem Gebiet, sind selbstverständlich möglich. Das hier angebotene präoperative diagnostische Programm ist einerseits rationell und kann an allen chirurgischen Abteilungen durchgeführt werden. Andererseits liefert es alle Aussagen, die für eine moderne Gallenchirurgie erforderlich sind.

1. Röntgenuntersuchungen

a) Untersuchungsgang

Der vollständige röntgenologische Untersuchungsgang der Gallenwege umfaßt die Leeraufnahme, die orale Cholezystographie und gegebenenfalls die intravenöse Cholezysto-Cholangiographie. Hat bereits die orale Darstellung zur Diagnose geführt, entfällt die intravenöse Untersuchung. Kam es bei der oralen Untersuchung nicht zur Darstellung der Gallenblase, schließen wir die intravenöse Kontrastmittelgabe unmittelbar an. Dieses kombinierte oral-intravenöse Verfahren bringt statistisch signifikant die besten Ergebnisse.

Wollen wir ein abgekürztes, zeitsparendes Programm durchführen, verzichten wir auf die orale Cholezystographie und führen im Anschluß an die Leeraufnahme sofort die intravenöse Cholezysto-Cholangiographie durch. Diese Untersuchungstaktik wenden wir auch bei solchen Patienten an, bei denen die Gallenblase bereits entfernt ist und es vorwiegend auf die Darstellung des Hauptgallenganges ankommt.

b) Leeraufnahme

Jede Röntgenuntersuchung der Gallenwege beginnt mit einer Leeraufnahme des rechten Oberbauches. Wir erkennen gelegentlich bereits jetzt Konkrementschatten oder eine Porzellangallenblase. Aufschlußreich ist auch der Nachweis von Luft in den Gallenwegen. Er zeigt eine innere Fistel zwischen Gallenwegen und Darm an. Diese kann spontan entstanden oder operativ angelegt sein. Auch nach Sphinkterotomie wird Luft im Gallengang beobachtet.

c) Orale Cholezystographie

Sie verursacht kaum Nebenwirkungen. Der Filmverbrauch ist gering. Als Kontrastmittel finden Verwendung: Biloptin, Osbil, Telepaque u. a. Die orale Cholezystographie ermöglicht eine Darstellung der Gallenblase und die Prüfung des Kontraktionsreflexes. Der Gallengang stellt sich nur selten befriedigend dar.

Am Tage vor der Untersuchung erhält der Patient nur leichte schlackenarme Kost (keine blähenden Gemüse, keine Hülsenfrüchte, kein frisches Obst). Am Abend vor der Untersuchung wird eine leichte Abendmahlzeit ohne Fett eingenommen. 1 Stunde später wird das Kontrastmittel verabreicht. Am nächsten Morgen nehmen wir die Röntgenuntersuchung der Gallenblase vor. Dann erhält der Patient eine Reizmahlzeit. Sie ist der Kontrastmittelpackung beigefügt und besteht aus einem Gemisch von Sorbit und Eigelbpulver. 30 Minuten später fertigen wir eine erneute Röntgenaufnahme zur Prüfung des Kontraktionsreflexes an.

d) Intravenöse Cholezysto-Cholangiographie

Sie ist die aussagekräftigste, aber auch aufwendigste Röntgenuntersuchung der Gallenwege. Sie gibt Auskunft über Gallenblase und Gallengang. Als Kontrastmittel benutzen wir Biligrafin und Biligrafin forte.

Nach intravenöser Injektion des Kontrastmittels erfolgt die 1. Aufnahme nach 15 Minuten, die 2. Aufnahme nach weiteren 15 Minuten, die 3. Aufnahme nach 1 Stunde. Den Kontraktionsreflex prüfen wir mit einer Reizmahlzeit. $^{1}/_{2}$ Stunde nach Einnahme der Reizmahlzeit erfolgt die 4. Aufnahme. Der Gallenblasenschatten soll sich jetzt um die Hälfte verkleinert haben.

e) Beurteilung der oralen und intravenösen Cholezysto-Cholangiographie

Stellen sich Gallenblase und Gallengang kontrastmittelgefüllt auf den Filmen dar, sprechen wir von einem positiven Cholezystogramm und positivem Cholangiogramm. Kommt es nicht zu einer Darstellung, sprechen wir von einem negativen Cholezysto- und negativem Cholangiogramm. In diesem Fall suchen wir weiter nach Kontrastmittelspuren im Darm. Fehlen sie, ergeben Spätaufnahmen nach 3 und 24 Stunden gelegentlich noch eine Darstellung.

Ein fehlender Kontrastmittelnachweis in den Gallenwegen (negatives Cholezysto-Cholangiogramm) hat folgende Ursachen: Ausscheidungsstörung der Leber oder Druckerhöhung in einem gestauten Gallengang. In seltenen Fällen können auch eine Hypotonie der Papille oder eine innere Fistel vorliegen. Bei diesen beiden Situationen fließt das Kontrastmittel sofort in den Darm ab, ohne im Gallengang eine röntgenfähige Anreicherung zu erfahren. Es ist dann aber im Darm nachweisbar. Die *Unterscheidung* zwischen beiden Formen ermöglicht der Morphintest: Nach 0,01 bis 0,02 mg Morphin

kommt es zur Kontraktion des hypotonen Sphinkter mit nachfolgender Kontrastmittel-
darstellung des Gallenganges. Bei Vorliegen einer inneren Fistel bleibt trotz Morphin-
gabe die Darstellung aus.

Tabelle 3   Zusammenstellung der wichtigsten Befundkombinationen bei intravenöser
Cholezysto-Cholangiographie und ihre Deutung

1. Kombination	pos. Cholezystogramm ohne Steinaussparung
	pos. Kontraktionsreflex
	pos. Cholangiogramm, normale Weite
Beurteilung	Normalbefund
2. Kombination	pos. Cholezystogramm ohne Steinaussparung
	neg. Kontraktionsreflex
	pos. Cholangiogramm, normale Weite
Beurteilung	Bei fehlender Kontraktion nehmen wir eine Wandveränderung durch chronische Cholezystitis an, oder es liegt eine Dyskinesie (hypotone Form) vor.
	Bei sog. »erfolgloser Kontraktion« nimmt die längliche Gallenblase Kugelform an ohne sich volumenmäßig zu verkleinern. Der Befund ist typisch für Entleerungsstörungen der Gallenblase durch Syphopathien
3. Kombination	pos. Cholezystogramm mit Steinaussparungen
	pos. Kontraktionsreflex
	pos. Cholangiogramm, normale Weite
Beurteilung	Cholezystolithiasis bei entzündungsfreier Gallenblase
4. Kombination	pos. Cholezystogramm mit Steinaussparung
	neg. Kontraktionsreflex
	pos. Cholangiogramm, normale Weite
Beurteilung	Cholezystolithiasis mit chronischer Cholezystitis
5. Kombination	neg. Cholezystogramm
	pos. Cholangiogramm, normale Weite
Beurteilung	Sog. »ausgeschlossene Gallenblase«. In 98% der Fälle liegt eine Cholezystolithiasis mit Verschluß des Ductus cysticus vor
6. Kombination	neg. Cholezystogramm
	neg. Cholangiogramm
Beurteilung	Aussage über die Gallenwege nicht möglich. Bei Ausschluß von technischen Fehlern spricht der Befund für:
	Ausscheidungsstörung der Leber,
	Druckerhöhung im Gallengang,
	Hypotonie der Papille
	innere Fisteln.
	Vorübergehend neg. Cholezystogramm bei Virushepatitis und Pankreatitis

7. Befunde am Gallengang	Eine Füllung der Gallengänge ist nicht regelmäßig nachweisbar. Bei gleichzeitiger Darstellung der Gallenblase besagt ein negatives Cholangiogramm nichts. Hat sich der Gallengang auf dem Röntgenfilm dargestellt, so sind Hinweise auf pathologische Veränderungen am Gallengang möglich

Das wichtigste Beurteilungskriterium am Röntgenbild des Gallenganges ist seine Weite. Ein normaler Gallengang stellt sich 6—10 mm weit dar. Als Vergleichsmaß wird gern die Bleistiftdicke benutzt. Ein stärker erweiterter Gallengang weist auf eine Stauung hin, ohne eine Aussage über deren Ursache zu ermöglichen.

Das 2. Beurteilungskriterium ist der eventuelle Nachweis von Steinaussparungen. Trotz der erheblichen Zahl von operativ festgestellten Steinen im Gallengang ist nur ausnahmsweise ein direkter Steinnachweis im intravenösen Cholangiogramm möglich.

Das intravenöse Cholangiogramm kann also eine pathologische Veränderung am Gallengang anzeigen. Nur positive Befunde (Erweiterung, Steinnachweis) sind verwertbar. Negative Befunde beweisen nichts. Auch in einem schlanken Gallengang können Steine und Abflußbehinderungen vorhanden sein! Eine direkte Beurteilung der Papille ist praktisch nicht möglich. Die intravenöse Cholangiographie gibt bezüglich des Gallenganges in der Regel nur Hinweise. Die genauere Analyse der pathologisch anatomischen Situation am Gallengang und an der Papille ist Domäne der intraoperativen Diagnostik.

f) Perkutane transhepatische Cholangiographie

Hauptanwendungsgebiet der perkutanen transhepatischen Cholangiographie ist die Differentialdiagnose unklarer Ikterusformen. Insbesondere dient sie der Abgrenzung der verschiedenen Formen der intrahepatischen Cholestase vom Stauungsikterus. Die Untersuchung erfolgt in örtlicher Betäubung. Der Quick-Wert sollte 70% nicht unterschreiten.

Wir benutzen zur perkutanen transhepatischen Cholangiographie die Kathetertechnik mit einem einfachen, jederorts vorhandenen Instrumentarium. BAYINDIR hat ein Spezialinstrumentarium angegeben, dessen Anschaffung bei häufigerer Anwendung der Methode empfehlenswert ist. Nach erfolgter Untersuchung bleibt der Katheter als intrahepatische Gallengangdrainage in der Leber liegen. Er tamponiert den Stichkanal und verhindert Blut- und Galleaustritt. Die Galleabsonderung aus dem Katheter versiegt in der Regel bald infolge unbeabsichtigter Verschiebung des Katheterendes. Wir entfernen den Katheter erst kurz vor der Operation, die zum Zeitpunkt der Wahl erfolgt, nur ausnahmsweise direkt im Anschluß an die Untersuchung.

Geräte:
1. Gallenoperationstisch.
2. Fernsehbildverstärker. Er steht an der linken Seite des Operationstisches in Bereitschaft.
3. Spritze mit Lokalanästhesielösung.
4. 15 cm lange Anästhesienadel. Über die Nadel wird ein passender Polyaethylen-

schlauch gezogen, der über einer Spiritusflamme wie ein Seldingerkatheter konisch präpariert wird. Die Spitze der Nadel ragt über das konische Ende des Katheters eben heraus.

5. 20 ml Spritze mit Schlauchansatz, die blasenfrei mit Kontrastmittel (Urovison) gefüllt ist.

Praktische Durchführung der perkutanen transhepatischen Cholangiographie

Der Patient wird auf den Gallenoperationstisch gelagert. Der rechte Arm ist abgespreizt und liegt auf einer Armstütze. Die rechte Brust- und Bauchseite wird desinfiziert und steril abgedeckt. Jetzt wird der Bildverstärker von links herangefahren und so eingestellt, daß die rechte Zwerchfellkuppe und die rechte äußere Brustkorbbegrenzung im Bereich der Einstichstelle auf dem Fernsehschirm sichtbar sind.

Nun wird die Punktionsstelle auf der Haut markiert. Sie liegt im 9. Zwischenrippenraum genau in der mittleren Axillarlinie. Die Einstichstelle und der Stichkanal im Bereich der Brustwand werden mit Lokalanästhesielösung infiltriert. Die Haut wird mittels Stichinzision durchtrennt. Jetzt führen wir die vorbereitete Punktionskanüle ein. Die Stichrichtung verläuft genau horizontal. Die Nadelspitze soll etwa 4 Querfinger distal der Zwerchfellkuppe zu liegen kommen. Jetzt wird die Nadel entfernt. Wenn man Glück hatte, fließt aus dem Katheter schon Galle ab. Im anderen Fall wird der Katheter millimeterweise zurückgezogen bis Galle fließt. Zwischendurch kann mehrfach eine kleine Menge Kontrastmittel gespritzt werden. Die Füllung des Gangsystems ist leicht zu erkennen. Liegt die Katheterspitze im Parenchym oder in einem Gefäßlumen, füllt sich für wenige Sekunden der Gefäßbaum auf, bis das Kontrastmittel wolkenartig abgeschwemmt wird.

Ist es gelungen, den Katheter im Gallengang richtig zu plazieren, lassen wir so viel Galle wie möglich abfließen. Meist entleert sich gestaute weiße Galle. Dann wird das Schlauchsystem der Kontrastmittelspritze mit Hilfe eines Rekordansatzes am Polyaethylenschlauch befestigt und unter Durchleuchtungskontrolle Kontrastmittel eingespritzt. Um ein erweitertes Gallenwegsystem zu füllen, benötigt man bis zu 40 ml Kontrastmittel. Wir fertigen mehrere Röntgenaufnahmen an. Am Schluß der Untersuchung wird der Plastikschlauch an der Haut festgenäht und in einen sterilen Beutel abgeleitet. Der Katheter bleibt bis zur Operation liegen. Kommt es zu einer Blutung aus dem Katheter, wird er nicht entfernt, sondern abgestöpselt, worauf die Blutung steht.

Die Beurteilung der Röntgenbilder, die durch perkutane transhepatische Cholangiographie gewonnen wurden, erfolgt nach den Regeln, die bei der intraoperativen Cholangiographie beschrieben werden (s. S. 44 ff.).

g) Magen-Darm-Passage

Wir führen sie durch zum Ausschluß anderer Oberbaucherkrankungen mit ähnlichem Beschwerdebild: Magen- und Zwölffingerdarmgeschwür, Zwerchfellhernie. Die routinemäßige Durchführung einer Magen-Darm-Passage bei allen Gallenwegerkrankungen halten wir nicht für erforderlich. Bei typischen Beschwerden und klarem Cholezystographiebefund verzichten wir auf die Magen-Darm-Passage. Bei allen atypischen oder unklaren Oberbauchbeschwerden ist sie dringend indiziert. Wir erinnern uns, daß Gallensteine oft symptomloser Nebenbefund sind und nach der Operation die alten

Beschwerden weiterbestehen. In diesen Fällen lag eine andere Erkrankung den Beschwerden zugrunde, die durch eine vorherige Magen-Darm-Passage oft leicht zu erkennen gewesen wäre.

2. Biochemische Untersuchungsmethoden

Der Chirurg erwartet von biochemischen Untersuchungen vor allem Antwort auf folgende Fragen. Beim anikterischen Patienten: Liegt ein inkompletter Gallengangverschluß vor? Liegt ein Leberparenchymschaden vor? Beim ikterischen Patienten: Liegt ein Verschlußikterus vor, der chirurgisch behandelt werden muß oder handelt es sich um einen Parenchymikterus?

Die Bedeutung der klassischen Leberfunktionsproben ist durch die Enzymdiagnostik und den Ausbau der bioptischen Verfahren in den letzten Jahren zurückgegangen. Mit den sog. Leberfunktionsproben prüfen wir die Funktion des Leberparenchyms im Bau- und Betriebsstoffwechsel. Durch Nachweis einer gestörten Funktion lassen sich indirekt Schlüsse auf einen Leberparenchymschaden ziehen. Demgegenüber ist der Enzymspiegel im Serum ein unmittelbar und prompt reagierender Indikator, der uns pathologische Veränderungen der Leberparenchymzelle direkt anzeigt.

Wir besprechen eine Methodenkombination, die sich für die Diagnostik des biliären Systems bewährt hat. Je nach persönlicher Erfahrung und Ausrüstung sind auch andere Kombinationen möglich. Bezüglich der technischen Ausführung der Untersuchungen wird auf die Lehrbücher der Laboratoriumsdiagnostik verwiesen.

a) Eiweißelektrophorese

Sie gibt einen vollständigen Überblick über das Bluteiweißbild und zeigt Veränderungen in der Zusammensetzung der Bluteiweißkörper an. Die übrigen sog. Serumlabilitätsteste (Takata, Kadmiumsulfatreaktion, Thymolreaktion, Formolgelreaktion, Weltmannsche Probe und andere, insgesamt mehr als 300), beruhen alle ebenfalls auf dem Nachweis einer Verschiebung im Bluteiweißbild. Wir benötigen sie daher nicht mehr. Sie sind da indiziert, wo die Elektrophorese aus technischen Gründen nicht durchführbar ist.

Da die Leber eine wichtige, freilich nicht die einzige Bildungsstätte der Bluteiweißkörper ist, kann bei Veränderungen im Bluteiweißbild mit Vorbehalt auf eine Störung der Leberfunktion geschlossen werden. Alle Veränderungen sind jedoch nicht leberspezifisch. Auch andere Organ- und Allgemeinerkrankungen führen zu Veränderungen des Elektrophoresediagramms.

Für die Belange der Leberdiagnostik sind Albumine und γ-Globuline die wichtigsten Größen. Die Erhöhung der γ-Globuline ist ein wichtiger — wenn auch unspezifischer — Hinweis auf einen chronischen Leberparenchymschaden bzw. eine Zirrhose. In fortgeschrittenen Fällen sind gleichzeitig die Serumalbumine vermindert.

b) BSP-Retentionstest

Hiermit prüfen wir die exkretorische Funktion des Leberparenchyms für Bromsulphalein (Bromthalein). Sie ist ein empfindliches und spezifisches Kriterium für einen

Leberparenchymschaden oder für eine Stauung in den Gallenwegen. Die Probe ist nur beim anikterischen Patienten oder bei geringen Ikterusgraden durchführbar. Eine BSP-Retention von mehr als 10% nach 45 Minuten ist sicher pathologisch. Bereits bei einer geringen Druckerhöhung in den extrahepatischen Gallenwegen ist mit einem pathologischen Ausfall des Testes zu rechnen. Demgegenüber ist eine Erhöhung der alkalischen Phosphatase im Serum und eine Bilirubinerhöhung erst bei höheren Drukken zu erwarten. Der BSP-Retentionstest ist daher das empfindlichste Kriterium für eine Druckerhöhung im Gallengang, leider aber, wie die Bilirubinretention, nicht spezifisch für eine Abflußbehinderung, da beide auch beim primären Leberparenchymschaden kräftig reagieren.

c) Bilirubin im Serum

Der Normalwert beträgt 0,4 bis 1,0 mg% für Gesamtbilirubin. Zwischen 1,0 und 2,0 mg% tritt ein Subikterus der Bindehäute auf. Bei Werten über 2 mg% wird ein Ikterus der Haut sichtbar. Den Bilirubinspiegel benutzt der Chirurg vor allem zur Verlaufskontrolle bei chirurgisch behandelten Ikterusformen.

d) Eisen und Kupfer im Serum

Beide Bestimmungen dienen der Differentialdiagnose der Ikterusformen. Eisen (normal 80 bis 120 γ% bei Frauen, 90—140 γ% bei Männern) ist bei Hepatitis erhöht, bei Verschlußikterus normal oder erniedrigt. Kupfer (normal 90 bis 140 γ%) verhält sich wie die alkalische Serumphosphatase. Es ist bei Verschlußikterus erhöht, bei Hepatitis normal oder leicht erhöht.

e) Alkalische Phosphatase im Serum

Sie wird in den Osteoblasten gebildet, ans Blut abgegeben und fast vollständig mit der Galle ausgeschieden. Eine wesentliche Exkretionsleistung vollbringt die Leberzelle dabei nicht. Der Phosphatasespiegel ist daher bei primären Leberparenchymschäden in der Regel normal (bis 48 mU/ml). Eine Erhöhung der alkalischen Phosphatase weist auf eine Abflußbehinderung in den extra- oder intrahepatischen Gallenwegen hin. Schon geringe Hindernisse führen zu einem Anstieg der Serumwerte. Ein normaler Wert schließt ein Hindernis nicht aus. Differentialdiagnostisch muß berücksichtigt werden eine Erhöhung der alkalischen Phosphatase bei Osteomalazie, Rachitis, Hyperparathyreoidismus, Paget, osteoplastischen Metastasen und intrahepatischer Cholestase.

f) α-Amylase (Diastase) im Serum

Der Normalwert im Serum beträgt 34 bis 188 mU/ml (16 bis 128 Wohlgemuth-Einheiten). Amylase wird im Urin ausgeschieden und kann dort nach entsprechender Verzögerung nachgewiesen werden. Die Untersuchung auf Amylase dient der Erkennung der akuten Pankreatitis und akuter Schübe bei chronisch rezidivierender Pankreatitis. Der Anstieg erreicht sein Maximum gewöhnlich 24 Stunden nach Krankheitsbeginn und fällt dann langsam ab. Der Amylasespiegel kann auf das 40fache und höher steigen.

g) Enzymdiagnostik

Für die Leberdiagnostik bestimmen wir die Serumaktivität von zwei Zellenzymen. Glutamat-Pyruvat-Transaminase (GPT) und Glutamat-Oxalazetat-Transaminase (GOT). Die Normalaktivitäten im Serum betragen:

SGOT bis 12 mU/ml

SGPT bis 12 mU/ml

Die Bedeutung der Enzymdiagnostik für den Chirurgen konzentriert sich auf zwei Fragestellungen:

1. Die Enzymdiagnostik ist eine wichtige Hilfe bei der frühzeitigen Differentialdiagnose zwischen Hepatitis und Verschlußikterus. Bei Hepatitis kommt es zu einem raschen Anstieg vor allem der SGPT auf das 30- bis 100fache der Norm. Die alkalische Phosphatase ist normal oder leicht erhöht. Nach 2 Wochen kann man bei Hepatitis meist wieder mit einer Normalisierung der Serumwerte rechnen. Auch beim akuten Verschlußikterus kommt es anfangs zu einer wenn auch leichten Erhöhung der Transaminaseaktivität. Die alkalische Phosphatase ist stärker erhöht und steigt weiter an, während sich die Transaminasen zunächst normalisieren.

2. Ermöglicht die Enzymdiagnostik die Erkennung akuter dystrophischer Schübe bei chronischem Leberparenchymschaden und Zirrhose. Diese Zustände sind für den Chirurgen besonders gefährlich, weil eine Operation die ohnedies labile Leberfunktion zum Zusammenbruch bringen kann. Ein Elektiveingriff sollte erst nach gründlicher internistischer Vorbereitung und Rückführung in ein möglichst inaktives Stadium erfolgen. Ist der Eingriff dringlich, bietet die Kenntnis der Situation die Möglichkeit, durch rechtzeitige prophylaktische Therapie ein Leberversagen zu bekämpfen.

h) Biochemische Befunde bei Verschlußikterus und Parenchymikterus im akuten Stadium

Tabelle 4

	Parenchymikterus	Verschlußikterus
Bilirubin i. S.	erhöht	erhöht
Alk. Phosphatase	normal oder leicht erhöht, rasche Normalisierung	erhöht, rasche Zunahme
Eisen im Serum	meist erhöht	normal oder erniedrigt
Kupfer im Serum	normal oder leicht erhöht	erhöht
GOT, GPT	stark erhöht	normal oder leicht erhöht, rasche Normalisierung

Bei längerer Dauer der Erkrankung gleichen sich die Befunde immer mehr an, da beim Verschlußikterus ein zunehmender Parenchymschaden auftritt. Die Differentialdiagnose auf biochemischem Wege wird immer schwieriger. Möglichst frühzeitige Erstuntersuchung und Verlaufskontrollen sind empfehlenswert.

Tabelle 5 Zusammenstellung der Normalwerte

Elektrophorese	
Gesamteiweiß	6,0–8,0 g %
Albumine	4,5–5,5 g %
	= 60–65 rel. %
α_1-Globuline	3– 6 rel. %
α_2-Globuline	6– 9 rel. %
β-Globuline	9–12 rel. %
γ-Globuline	12–18 rel. %
BSP-Retentionstest	$\langle$ 10% nach 45 Minuten
BSP-Erscheinungszeit	bis 20 Minuten normal
Bilirubin i. S.	bis 1,0 mg %
Alk. Phosphatase	20–48 mU/ml
	1–2,5 m Mol. E.
Eisen i. S.	80–120 γ % bei Frauen
	90–140 γ % bei Männern
Kupfer i. S.	90–140 γ %
GOT	bis 12 mU/ml
GPT	bis 12 mU/ml
α-Amylase i. S.	34–188 mU/ml
	16–128 Wohlgemuth-Einheiten

3. Sondendiagnostik

Durch den Ausbau der Röntgenverfahren hat die klassische Sondendiagnostik bei chirurgischen Gallenwegerkrankungen stark an Bedeutung verloren. Die wichtige Diagnose der »ausgeschlossenen Gallenblase« läßt sich radiologisch exakter und einfacher stellen. Wir wenden die Sondendiagnostik heute noch an, wenn Beschwerden im Sinne einer Cholezystopathie vorliegen, die durch die Röntgenuntersuchung nicht hinreichend geklärt sind. Hauptsächlich handelt es sich um die verschiedenen Dyskinesieformen der Gallenwege: hypertonische, hypotonische, hyperkinetische Dyskinesie und Mischformen. Ihre Differentialdiagnostik und Therapie fällt in das Fachgebiet der Inneren Medizin.

Die Sondendiagnostik erlebte in der Chirurgie eine Wiederbelebung durch die Auswertung der Bromsulphaleinausscheidung in das Duodenum. Intravenös gespritztes BSP wird mit der Galle in das Duodenum ausgeschieden. Die Zeit, die zwischen Injektion des BSP und Erscheinen im Duodenalsaft verstreicht, bezeichnen wir als *Erscheinungszeit des BSP*. Sie ist ein empfindlicher Indikator für das Vorliegen einer Abflußbehinderung in den Gallenwegen.

Wir bestimmen die Erscheinungszeit des BSP nach den Angaben von BRÜHL: Bei tadellos im Duodenum liegender Sonde beobachten wir zunächst die Menge des abfließenden Duodenalsaftes. Das Minutenvolumen muß mindestens 1 ml betragen, sonst ist der Test nicht verwertbar. Bei niedrigerem Minutenvolumen wird eine verlängerte Erscheinungszeit vorgetäuscht. Gegebenenfalls versuchen wir, den Gallenfluß durch Instillation von Magnesiumsulfat (30 ml 33%) in Gang zu bringen. Dann injizieren wir dem Patienten 5 mg/kg Körpergewicht BSP intravenös. Das Sondenende wird jede Minute wechselnd in eine Reihe von Reagenzgläsern gegeben, die einige Tropfen 10prozentige Natronlauge enthalten. Bromsulphalein färbt sich im alkalischen Milieu dunkelviolett. Normalerweise erscheinen die ersten Spuren nach 12 bis 15 Minuten. Zeiten über 20 Minuten sprechen für eine Minderleistung des Leberparenchyms oder eine organische Abflußbehinderung.

4. Bioptische Untersuchungsmethoden

Die bioptischen Untersuchungen (Laparoskopie, gezielte Leberpunktion, Leberblindpunktion) stehen in der Diagnostik der internistischen Lebererkrankungen heute an zentraler Stelle. Bei chirurgischen Erkrankungen der Gallenwege sind sie präoperativ selten erforderlich. Am ehesten ergibt sich eine Indikation bei der Differentialdiagnose der Ikterusformen. In diesen Fällen lassen wir die Laparoskopie durch einen Internisten durchführen. Er hat in der Regel die größere Erfahrung in der Beurteilung des laparoskopischen Leberbefundes.

Im Gegensatz zur seltenen präoperativen Anwendung machen wir intraoperativ von der gezielten Leberpunktion großzügigen Gebrauch. Hierdurch erhalten wir wichtige Hinweise über Art und Dauer der internistischen Weiterbehandlung.

D. Intraoperative Diagnostik

Die intraoperative Diagnostik gibt vor allem Aufschluß über den Hauptgallengang sowie über Morphologie und Funktion der Papille. Sie ergänzt die präoperative Diagnostik gerade dort, wo diese Lücken aufweist. Aus der sinnvollen Kombination von prä- und intraoperativer Diagnostik ergibt sich ein vollständiger Status des biliären Systems, nach dem sich die Auswahl der Operationsmethoden richten kann.

Die klassischen intraoperativen Explorationsverfahren der Inspektion, Palpation und Sondenuntersuchung reichen zur erschöpfenden Untersuchung des Hauptgallenganges nicht aus. Ein großer Teil der Steine entgeht der Palpation. Papillenstenosen sind mit der Sonde nur im narbigen Stadium erkennbar. Bei Exploration durch den Zystikusstumpf kann nur eine dünne Sonde eingeführt werden. Die genaue Sondenuntersuchung der Papille auf Durchgängigkeit, Konsistenz und Dehnbarkeit mit Sonden steigenden Kalibers ist nur nach vorheriger Eröffnung des Hauptgallenganges durchführbar. Sie verbietet sich daher als Routineverfahren. Der Ausbau der modernen intraoperativen Subtildiagnostik hat diese Lücke geschlossen.

Wir verfügen heute über eine ausschließlich radiologische Methode, die intraoperative Cholangiographie in ihren verschiedenen Ausführungsformen. Daneben kennen wir rein physikalische Meßmethoden (Druck- und Durchflußmessungen). Dazu gehören die Bestimmung des Residualdrucks im Gallengang und des Passagedrucks der Papille (Manometrie) sowie die Bestimmung des Standarddurchflusses mit dem Verfahren der Cholangiometrie nach v. BRÜCKE. Große Bedeutung haben in der Praxis die Kombinationsmethoden der intraoperativen Cholangiographie mit Druck- oder Durchflußmessungen. Die am häufigsten angewandte Kombination ist die Radiomanometrie. Ebenfalls verbreitet und bewährt ist die Radiocholangiometrie nach v. BRÜCKE. Für den Chirurgen sind die Kombinationsmethoden am wichtigsten, da sie in kurzer Zeit eine große Ausbeute an diagnostisch verwertbaren Daten liefern.

Ein weiterer Ausbau der Untersuchungsmethoden ist im Gange. Er zeigt im wesentlichen drei Zielrichtungen: 1. Die Erhöhung der Meßgenauigkeit durch Einführung der Elektromanometrie. 2. Die Darstellung des Meßvorgangs in Kurvenform durch Benutzung von Direktschreibern verschiedener Typen. 3. Die exakte Dosierung der Zufuhr von Meßflüssigkeit durch Infusionspumpen. Alle Geräte dieser Art sind industriell noch nicht soweit entwickelt, daß sie dem praktischen Chirurgen empfohlen werden können. Sie bleiben vorerst dem speziell Interessierten vorbehalten.

Intraoperative Untersuchungen erfordern Übung in der technischen Ausführung und Erfahrung in der Auswertung der Befunde. Nur wer regelmäßig bei normalen und pathologischen Verhältnissen die Methoden mit Sorgfalt und Geschick anwendet, wird lernen, Fehlerquellen zu vermeiden und eindeutige, reproduzierbare Befunde zu erheben. Wer nur gelegentlich bei komplizierten Fällen die intraoperative Diagnostik anwendet, wird von ihr keine entscheidende Hilfe erwarten dürfen und sich kein eigenes Urteil über den Wert der Methoden bilden können.

1. Intraoperative Cholangiographie

Die intraoperative Cholangiographie (PABLO MIRIZZI 1931) ist die Röntgenkontrast-
darstellung des Gallenwegsystems während der Operation. Die Injektion des Kontrastmittels erfolgt entweder durch direkte Punktion des Hauptgallenganges mit einer scharfen Kanüle (direkte Cholangiographie, Abb. 6) oder durch Einführung einer gebogenen,
stumpfen Knopfkanüle durch den Ductus cysticus (transzystische Cholangiographie,
Abb. 7). Eine dritte Möglichkeit besteht in der Punktion der Gallenblase (transvesikale
Cholezysto-Cholangiographie, Abb. 8).

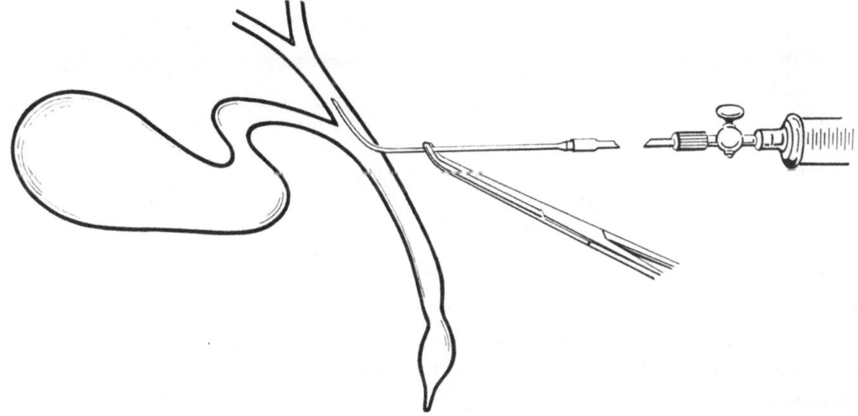

Abb. 6   Direkte Spritzencholangiographie. Der Hauptgallengang wird mit scharfer gebogener
Kanüle punktiert

Zur Injektion des Kontrastmittels kann man eine 20-ml-Rekordspritze benutzen, die
über ein Schlauchsystem mit der Kanüle verbunden wird (sog. Spritzencholangiographie). Wir selbst benutzen die Spritzencholangiographie nur selten. Der Injektionsdruck ist nicht exakt definiert. Auch bei großer Übung können zu hohe Drucke resul-
tieren. Ein Sphinkterspasmus mit entsprechender Fehldeutung ist leicht die Folge. Vor
allem lehnen wir die Spritzencholangiographie aus Gründen des Strahlenschutzes für
den Arzt ab. Bei der großen Zahl von Gallenwegoperationen, die heute auch kleine
Abteilungen durchführen, summiert sich die Strahlenbelastung doch erheblich.

Wir benutzen daher für die Zufuhr des Kontrastmittels auch bei der einfachen Cholangiographie das Radiomanometriegerät nach HESS (s. S. 38). Das Kontrastmittel
befindet sich im Vorratsgefäß und läuft kontinuierlich bei konstantem Druck ohne das
Zutun des Arztes ein. Die Operationsmannschaft beobachtet in sicherer Entfernung am
Durchleuchtungsschirm des Fernsehbildverstärkers das Einfließen des Kontrastmittels.
Sie kann bei den notwendigen Aufnahmen den Raum verlassen und ist keiner Strahlen-
schädigung ausgesetzt.

Die modernen Röntgenkontrastmittel sind auch bei direkter Injektion in die Gallenwege gut verträglich. Unser Hauptaugenmerk richtet sich auf die Konzentration. Die
günstigste Konzentration liegt zwischen 20 und 35%. Das entspricht einem Jodgehalt
von weniger als 150 mg/ml. Höher konzentrierte Präparate verdünnt man mit physiologischer Kochsalzlösung entsprechend. Durch höher konzentrierte Kontrastmittel
erhalten wir zwar eindrucksvolle und brillante Bilder, dabei besteht jedoch die Gefahr,

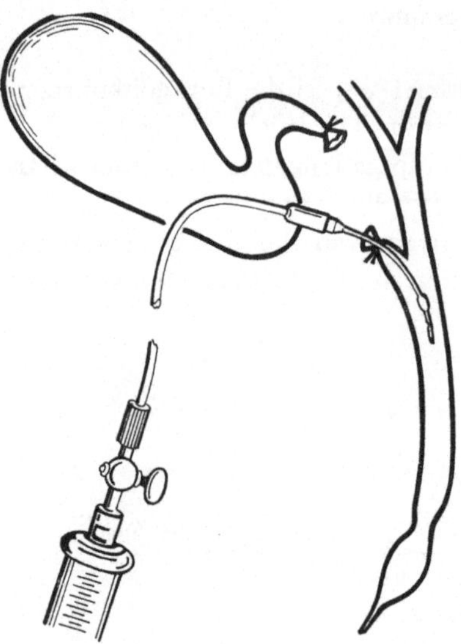

Abb. 7 Transzystische Spritzencholangiographie. Die stumpfe gebogene Knopfkanüle wird durch den Ductus cysticus in den Hauptgallengang eingeführt

daß kleine Steine vom Kontrastmittelschatten überdeckt werden. Das gute Cholangiogramm ist scharf, in den Kontrasten aber eher flau. Wir benötigen keine »schönen«, sondern aufschlußreiche Aufnahmen.

Mit folgenden *Kontrastmitteln* haben wir zufriedenstellende Erfahrungen gemacht:
Urografin 30%,
Conray 30%,
Biligrafin forte 1 : 1 mit Kochsalzlösung verdünnt,
Urografin 70% 1 : 1 mit Kochsalzlösung verdünnt,
Conray 70% 1 : 1 mit Kochsalzlösung verdünnt,
Urovison.

Geräte:
1. Gebogene, stumpfe Cholangiographiekanüle nach CAROLI für die transzystische Cholangiographie.

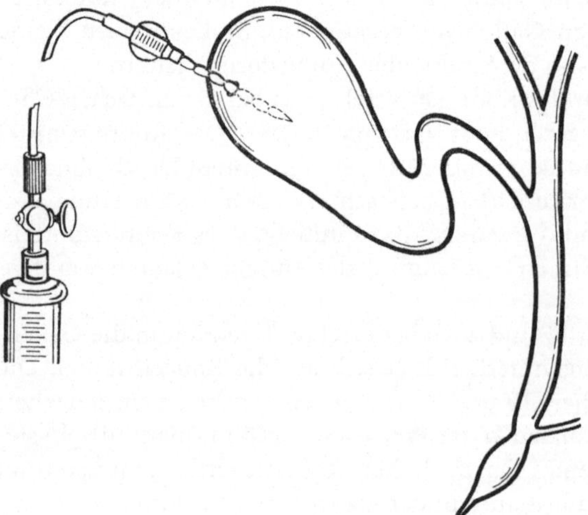

Abb. 8 Transvesikale Spritzencholangiographie mit der Trokarkanüle nach Mallet-Guy

2. Gebogene, scharfe Kanüle für die direkte Cholangiographie.

3. Gerade Trokarkanüle nach MALLET-GUY für die Punktion der Gallenblase (transvesikale Cholangiographie).

4. 20-ml-Rekordspritze mit aufgesetztem Verbindungsschlauch. Am Ende des Schlauches sitzt ein Konus mit Bajonettverschluß, der auf die Cholangiographiekanüle paßt. Das System wird mit Kontrastmittel blasenfrei gefüllt.

5. Anstelle von 4. kann das Radiomanometriegerät nach HESS benutzt werden (s. S. 38). Es wird mit Kontrastmittel blasenfrei gefüllt und auf einem Zusatztischchen bereitgestellt. Position: Rechte Seite des Operationstisches hinter dem Operateur.

6. Röntgengerät. Am besten ist der Fernsehbildverstärker, aber auch ein einfaches Aufnahmegerät ist ausreichend. Position: Linke Seite des Operationstisches.

Praktische Durchführung der transzystischen Cholangiographie

Nach Freipräparieren des Ductus cysticus wird eine 1. Ligatur gallenblasenwärts gelegt und geknotet. Dann wird eine 2. Ligatur zentral gelegt und locker geschlungen. Zwischen beiden Ligaturen schneidet man den Ductus cysticus mit der Schere schräg an. Durch den Schlitz wird eine schlanke Klemme in das Lumen eingeführt und dieses vorsichtig gedehnt. Dann führt man die stumpfe, gebogene Cholangiographiekanüle in den Hauptgallengang ein und knotet den locker geschlungenen Faden fest. Wir warten, bis die Kanüle durch zurückfließende Galle luftleer ist und setzen dann das konstrastmittelgefüllte Schlauchsystem an. Nach Entfernen von Instrumenten und störenden Haken wird das Operationsfeld mit einem großen Schutztuch bedeckt und das Röntgengerät in Position gebracht. Mit großem Vorteil verwenden wir automatische Bauchdeckensperrer aus Verwinyl, die keinen Röntgenschatten geben. Sie brauchen zur Cholangiographie nicht entfernt zu werden.

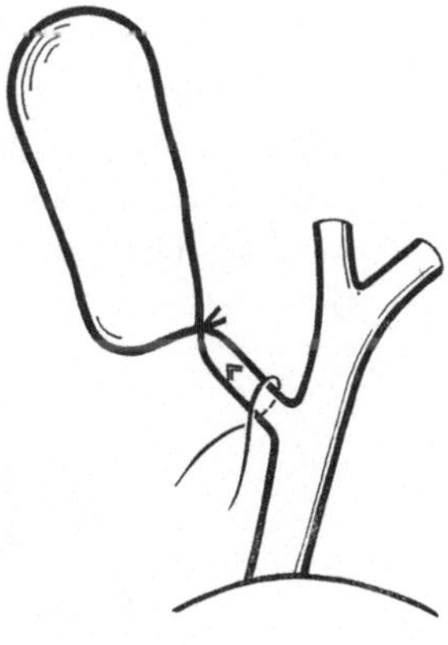

Abb. 9 Technik der transzystischen Cholangiographie I. Ductus cysticus frei präpariert und gallenblasenwärts unterbunden. Das Lumen des Ganges wird angeschnitten

Haben wir nur ein Aufnahmegerät (Röntgenkugel) zur Verfügung, so erfolgt die Aufnahme im ap-Strahlengang. Die Röhre befindet sich über dem Patienten, die Filmkassetten in einem Kassettentunnel unter dem Patienten. Als Filmformat wählen wir 24×30 cm. Bei großer Erfahrung in der Einstellung kann auch das Format 18×24 cm benutzt werden. Während der Aufnahme sorgt der Anästhesist für Atemstillstand. Wir fertigen 3 Aufnahmen an. Die 1. Aufnahme nach Injektion einer kleinen Menge Kontrastmittels (2—3 ml) gibt ein flaues Bild und dient dem Nachweis von kleinen Steinen. Die 2. Aufnahme bei 10 ml und die 3. bei 20 ml zeigen Vollfüllung des Gangsystems und beantworten die Frage, ob die Papille passiert wird.

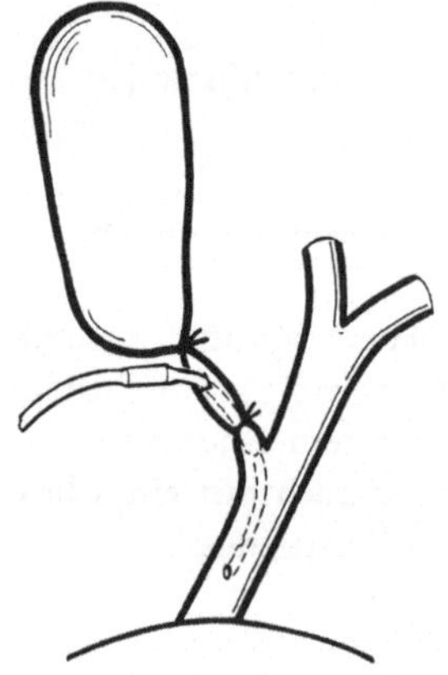

Abb. 10   Technik der transzystischen Cholangiographie II. Durch die Öffnung im Ductus cysticus wird die gebogene Knopfkanüle eingeführt und fixiert

Haben wir einen Röntgenbildverstärker mit Fernseheinrichtung zur Verfügung, so erfolgen die Aufnahmen im pa-Strahlengang. Die Röhre befindet sich unter dem Patienten. Die Filmkassetten sind an der Halterung des Bildverstärkerteils über dem Patienten angebracht. Während der Untersuchung beobachten wir das langsame Einlaufen des Kontrastmittels auf dem Fernsehschirm. Hindernisse im Gallengang und Störungen der Papillenpassage stellen sich dar. Besondere Beachtung erfordert die Beobachtung des Papillenspiels: Kräftige Peristaltik, müde Bewegungen, fehlende Peristaltik. Das sind wichtige Hinweise auf das Vorliegen einer Papillenstenose. Wir fertigen drei Röntgenaufnahmen zu den oben angegebenen Zeiten an. Sie dienen der Dokumentation und der Beurteilung von Feinstrukturen, die der Durchleuchtung entgehen.

Fehlerquellen

1. Luftblasen. Die wichtigste Fehlerquelle ist das Einbringen von Luftblasen mit dem Kontrastmittel in den Gallengang. Auch bei sorgfältiger Technik ist das nicht immer vermeidbar. Der Erfahrene wird Luftblasen als solche oft erkennen können, jedoch

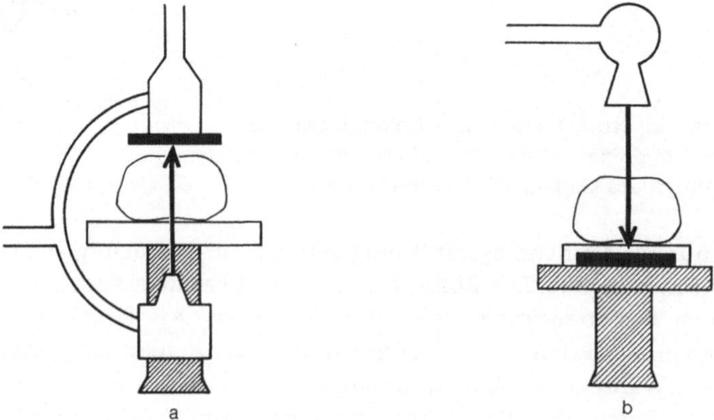

Abb. 11   Strahlengang bei der intraoperativen Cholangiographie. a) Untersuchung im pa-Strahlengang mit dem Bildverstärker. b) Untersuchungen im ap-Strahlengang mit der Röntgenkugel

ist immer wieder zum Ausschluß eines Steines eine Gallengangrevision erforderlich. Für Luftblasen spricht die absolut runde und scharfe Kontur. Oft sind sie perlschnurartig aufgereiht. Im zuführenden Schlauchsystem sind Blasen gleicher Art erkennbar. Im Zweifelsfall wird die Revision empfohlen.

2. Injektionsdruck. Durch zu großen und plötzlichen Druck bei der Injektion entsteht gelegentlich ein Sphinkterspasmus, der eine Papillenblockierung vortäuscht oder eine Beurteilung der Papille unmöglich macht. Wir vermeiden das am besten durch vorsichtiges Einlaufenlassen des Kontrastmittels mit dem Radiomanometriegerät nach HESS und durch vorherige Gabe von 0,5 mg Atropin. Funktionelle Momente im Papillenbereich — die keinesfalls Gegenstand operativer Therapie sind — werden dadurch ausgeschaltet, und wir erhalten allein Auskunft über das organische Skelett der Papille.

3. Infektionen der Gallenwege und Pankreatitiden, die auf die intraoperative Diagnostik zurückzuführen wären, haben wir selbst nicht beobachtet. HESS weist ausdrücklich auf die Entstehung einer Pankreatitis durch zu hohen Injektionsdruck bei der Spritzencholangiographie hin.

4. Technische Fehler bei der Röntgenaufnahme. Durch falsche Einlage der Kassetten und falsche Einstellung der Röhre werden oft entscheidende Teile des Gallengangsystems abgeschnitten. Bei Verwendung des Fernsehbildverstärkers ist diese Fehlerquelle kaum möglich, da unter Durchleuchtungskontrolle eine genaue Einstellung des Gerätes erfolgt. Wird lediglich ein Aufnahmegerät verwendet, ist die Gefahr größer. Wir vermeiden sie am ehesten, wenn wir Kassetten der Größe 24 × 30 cm benutzen und die obere Kante in Höhe der Brustwarzen plazieren. Die seitliche Kante soll mit der rechten Körperseite abschließen. Eine störende Überschneidung der Gallenwege mit der Wirbelsäule vermeidet man durch Verkanten des Tisches um 30 Grad nach rechts.

2. Radiomanometrie

Sie ist zur Zeit die wichtigste intraoperative Untersuchungsmethode. Begründet von CAROLI, erfuhr sie einen entscheidenden Ausbau und Verbreitung im deutschsprachigen Raum durch die Arbeiten von HESS.

Die Radiomanometrie zählt zu den Kombinationsmethoden von radiologischer und manometrischer Untersuchung. In einem Arbeitsgang erfolgen neben der intraoperativen Cholangiographie die Bestimmung des Residualdrucks im Hauptgallengang und des Passagedrucks der Papille.

Der *Residualdruck* ist der Druck im Hauptgallengang, der sich nach Unterbrechung der Kontrastmittelzufuhr einstellt. In diesem Augenblick besteht ein Gleichgewicht zwischen dem Sekretionsdruck der Leber und den elastischen Austreibungskräften des Gallengangsystems auf der einen Seite und dem gleichfalls elastischen Verschluß der Papille auf der anderen. Eine Erhöhung des Residualdrucks zeigt eine Behinderung des Gallenabflusses an, sei es durch Stein, durch Papillenstenose oder durch Tumor. Der Residualdruck ist eine physikalisch exakt definierte Größe und daher zur Diagnostik gut geeignet. Der Normalwert beträgt bis 120 mm H_2O.

Der *Passagedruck* der Papille ist derjenige Druck, bei dem die in den Hauptgallengang einfließende Kontrastmittellösung die Papille eben passiert und in den Darm abfließt.

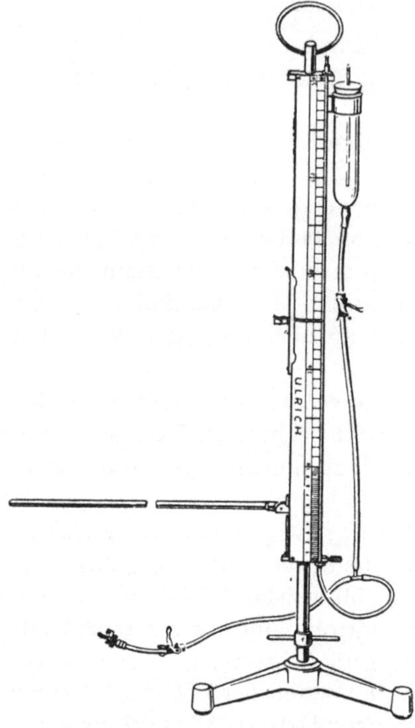

Abb. 12 Radiomanometriegerät nach Hess

Der Passagedruck ist normalerweise kleiner als 150 mm H_2O. Die Druckhöhe gilt als Maß für eine eventuelle Papillenstenose.

Der Passagedruck der Papille ist die problematischste Größe unter den manometrischen Methoden. Schon die Physiologie der Papille lehrt, daß praktisch ständig ein gewisser rhythmischer Gallenstrom vorhanden ist, es sei denn, es läge ein kompletter Papillenverschluß vor. Auch physikalisch ist — wie die Untersuchungen von v. BRÜCKE ergaben — der Passagedruck nicht exakt definiert. Trotz aller theoretischen Vorbehalte dürfen wir sagen, daß für die Praxis die Bestimmung des Passagedruckes doch eine große und bewährte Bedeutung hat und in Kombination mit anderen Methoden viel zur Aufdeckung pathologischer Befunde am biliären System beiträgt.

Geräte:

1. Gebogene, stumpfe Radiomanometriekanüle nach CAROLI für die transzystische Radiomanometrie* (Abb. 12).
2. Gerade, scharfe Kanüle mit Mandrin und Handgriff nach HESS für die direkte Radiomanometrie*.
3. Radiomanometriegerät nach HESS mit Schlauchverbindung und Konus zum Ansatz an die Radiomanometriekanüle*.
4. Fahrbares Tischchen, auf dem das Radiomanometriegerät blasenfrei mit Kontrastmittel gefüllt vorbereitet steht. Position: Rechte Seite des Operationstisches hinter dem Operateur.

---

* Hersteller: Heinrich C. Ulrich, 79 Ulm (Donau)

5. Röntgengerät. Am besten ist der Fernsehbildverstärker, aber auch ein einfaches Aufnahmegerät ist ausreichend. Der Bildverstärker steht auf der linken Seite des Operationstisches in Bereitschaft.

Praktische Durchführung

Nach Freilegung des Ductus cysticus führt man — wie bei der Cholangiographie beschrieben — die gebogene stumpfe Radiomanometriekanüle in den Hauptgallengang ein. Dann wird das Radiomanometriegerät herangefahren. Der Operateur überzeugt sich durch kurzen Probelauf noch einmal von der Blasenfreiheit des Systems. Wir warten, bis im Lumen der Kanüle Galle hochgestiegen ist, und setzen dann den Schlauch des Radiomanometriegerätes an. Es folgt die Einstellung der Nullhöhe. Sie entspricht der Papillenhöhe. Wir bezeichnen uns diesen Punkt außen an der Abdeckung durch eine Tuchklammer und stellen die Nullhöhe des Gerätes hierauf ein. Für besonders exakte Messungen benutzt man einen Nivellierwinkel (Abb. 13).

Nach Entfernen von Instrumenten und störenden Haken wird das Operationsfeld mit einem großen Schutztuch zugedeckt und von links her der Rontgen-Fernsehbildverstärker herangefahren. Wichtig für die Beurteilung des Fernsehbildes ist die stets gleiche Einstellung des Bildverstärkers. Wir stellen das Fernsehbild so ein, wie dem rechts stehenden Operateur der Situs erscheint: Die obere Bildkante entspricht der linken, die untere Bildkante der rechten Seite des Patienten. Der linke Bildrand entspricht dem kranialen, der rechte dem kaudalen Ende des Operationsgebietes. Die Spitze der Kanüle wird auf die Mitte des Durchleuchtungsbildes eingestellt. Notfalls verkantet man den Tisch ein wenig nach rechts, um Überlagerungen des Gangsystems mit der Wirbelsäule zu vermeiden.

Jetzt öffnen wir den Quetschhahn des Radiomanometriegerätes und lassen Kontrastmittel mit einem Druck von 60 mm H_2O einfließen. Die allmähliche Füllung des Gangsystems beobachten wir auf dem Fernsehschirm. Nach wenigen Augenblicken ist Flaufüllung erreicht und wir schießen die 1. Aufnahme. Dazu wird die Kassette in

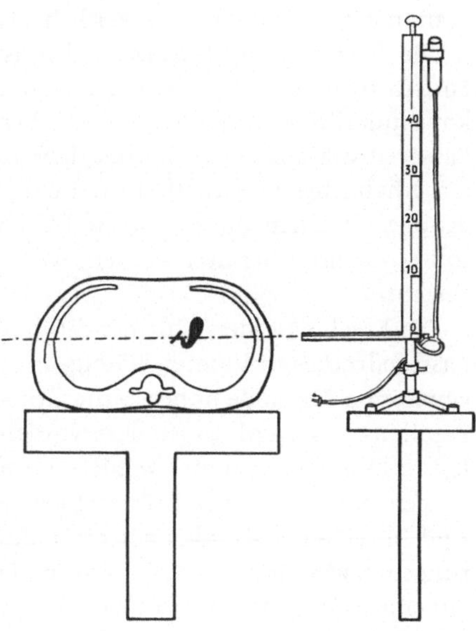

Abb. 13 Nullpunkteinstellung des Radiomanometriegerätes

den Kassettenhalter des Bildverstärkers eingeschoben. Danach erhöhen wir den Druck langsam um jeweils 10 mm H₂O und bestimmen anhand des Durchleuchtungsbildes den Druck, bei dem die Papille passiert wird. Das ist der Passagedruck der Papille.

Anschließend schließen wir den Quetschhahn zum Vorratsgefäß und bestimmen den Residualdruck. Die Flüssigkeitssäule im Manometer sinkt langsam ab und stellt sich auf den Residualdruck ein. Mehrfachbestimmung wird empfohlen.

Dann öffnen wir den Quetschhahn zum Vorratsgefäß wieder und lassen nun das Kontrastmittel mit einem Füllungsdruck von 150 mm H₂O einfließen. Das ist die obere Grenze der Norm des Passagedruckes. Wir fertigen jetzt die 2. Röntgenaufnahme an, um noch einmal zu dokumentieren, ob an der oberen Normgrenze des Passagedrucks Kontrastmitteldurchfluß erfolgt ist oder nicht. Die 3. Aufnahme fertigen wir bei 300 mm H₂O (Hyperpressionsaufnahme) an. Sie dient der Vollfüllung des Systems.

Abschließend senken wir das Vorratsgefäß auf Null. Kontrastmittel und Galle fließen durch das Schlauchsystem zurück. Wir prüfen sie makroskopisch auf Transparenz und Beimischungen (Grieß, Schlamm, Fibrinflocken).

Während des ganzen Durchleuchtungsvorgangs richten wir unser Augenmerk auf 3 Befunde:
1. Hindernisse im Hauptgallengang (Steine, Stenosen).
2. Art des Kontrastmittelübertritts in das Duodenum (in kräftigen Stößen oder als schmales Rinnsal).
3. Art des Papillenspiels (kräftige Peristaltik, müde Peristaltik, fehlende Peristaltik).

Gegenüber dem von HESS ursprünglich angegebenen Verfahren wurde die hier geschilderte Methode in manchen Punkten vereinfacht. Zweifellos ist durch das Originalverfahren ein kaum zu übertreffender Gesamtstatus der Gallenwege zu erheben. Wir glauben aber, daß das Verfahren in der Originalform vom praktischen Chirurgen aus vielfachen Gründen nicht als Routineverfahren durchgeführt werden kann. Eine vereinfachte Modifikation war daher erforderlich, wenn die Methode als echte Routinemethode aller Chirurgen angesehen werden soll. Hierbei erwies sich die Benutzung des Röntgen-Fernsehbildverstärkers als entscheidende Hilfe. Wir glauben, daß die Radiomanometrie in dieser Form zeitlich wie finanziell keine Belastung mehr darstellt.

Die Bestimmung des Passagedrucks mit Hilfe der Röntgendurchleuchtung ist ein Fortschritt gegenüber dem konventionellen Verfahren. Dieses beruhte darauf, daß ein kontinuierliches Einperlen von Luftblasen durch das Steigrohr in das Vorratsgefäß den Passagedruck anzeigte. Mehrfachbestimmungen waren erforderlich, und dennoch blieb ein erhebliches Unsicherheitsmoment. Diese konventionelle Bestimmung des Passagedruckes ist durch die exakte und zeitsparende Durchleuchtungstechnik überholt und sollte nur noch benutzt werden, wenn keine Möglichkeit zur Röntgendurchleuchtung besteht.

Die Ergebnisse der Durchleuchtungsbestimmung und der Steigrohrbestimmung des Passagedruckes differieren häufig. In der Regel liegen die Passagedrucke bei der letztgenannten Methode höher. Sicherlich sind hierdurch in der Vergangenheit allzu häufig Papillenstenosen diagnostiziert worden, wo absolut regelrechte Abflußverhältnisse vorlagen. Das wurde immer wieder vermutet und hat die ganze Methode gerade bei kritischen Betrachtern in Mißkredit gebracht. Seit Einführung der Fernsehdurchleuchtung sind im eigenen Krankengut die radiomanometrisch diagnostizierten Abflußbehinderungen nachhaltig zurückgegangen. Die Fernsehdurchleuchtung stellte die Methode auf eine exakte, den physiologischen Verhältnissen entsprechende Basis.

3. Transvesikale Radiomanometrie

Hierbei erfolgt die Intubation der Gallenwege durch die Gallenblase selbst (s. Abb. 8).
Sie ist nur selten bei steinfreien Gallenblasen erforderlich, um festzustellen, ob ein Ent-
leerungshindernis im Kollum-Zystikus-Bereich vorliegt. Bei steinhaltigen Gallenblasen
ist sie niemals nötig. Hier wird die Gallenblase stets entfernt und die Intubation der
Gallenwege transzystisch vorgenommen.

Geräte:
1. Gerade Trokarkanüle nach MALLET-GUY zur Punktion der Gallenblase*.
2. Radiomanometriegerät nach HESS mit Schlauchverbindung und Konus zum Ansatz
an die Punktionskanüle.
3. Fahrbares Tischchen, auf dem das Radiomanometriegerät blasenfrei mit Kontrastmittel gefüllt bereitgestellt ist. Position: Rechte Seite des Operationstisches hinter
dem Operateur.
4 Röntgengerät, am besten Röntgen-Fernsehbildverstärker. Position: Linke Seite des
Operationstisches.

Praktische Durchführung
Nach Freilegen der Gallenblase wird in den Fundus die Trokarkanüle eingestochen
und mit einer Tabaksbeutelnaht abgedichtet und fixiert. Nachdem die Kanüle durch
zurückfließende Galle luftleer geworden ist, schließen wir das Radiomanometriegerät
an und bringen den Bildverstärker in Position. Wir lassen nun Kontrastmittel in die
Gallenblase einfließen, die sich allmählich füllt. Der Füllungsdruck beträgt 120 bis
150 mm H_2O; er ist ohne klinische Bedeutung. Nun bestimmen wir den Passagedruck
des Ductus cysticus. Dazu steigert man den Füllungsdruck laufend und beobachtet auf
dem Fernsehschirm, bei welchem Druck der Ductus cysticus passiert wird. Der normale
Passagedruck des Ductus cysticus beträgt 180 bis 220 mm H_2O. Wir fertigen ein Röntgenbild beim Passagedruck, bei 220 mm H_2O (obere Grenze der Norm) und bei Hyper-
pression an. Abschließend bestimmen wir den Residualdruck in der Gallenblase. Er
liegt ungefähr 5 cm niedriger als der Passagedruck.

4. Radiocholangiometrie nach v. Brücke

Sie zählt ebenfalls zu den Kombinationsmethoden. In einem Arbeitsgang werden
neben der Cholangiographie, der Standarddurchfluß (v. BRÜCKE) und der Residualdruck
bestimmt. Der Standarddurchfluß ist diejenige Flüssigkeitsmenge, die bei einem kon-
stanten Druck von 300 mm H_2O in der Zeiteinheit von 1 Minute durch die Papille
abfließt. Sie gibt einen Hinweis auf Abflußbehinderungen im Papillenbereich.

Geräte:
1. Gebogene, stumpfe Cholangiographiekanüle nach CAROLI zur transzystischen
Intubation des Hauptgallenganges.
2. Cholangiometriegerät nach v. BRÜCKE**.

---

* Hersteller: Heinrich C. Ulrich, 79 Ulm (Donau)
** Hersteller: Bio-Klima-Institut GmbH, Wien VII, Mariahilferstr. 8

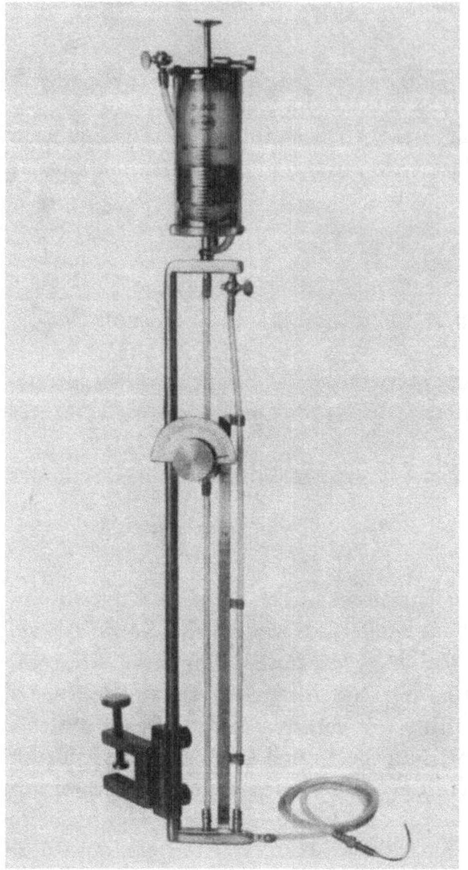

Abb. 14 Cholangiometriegerät nach
v. Brücke

3. Fahrbares und in der Höhe verstellbares Tischchen, auf dem das Cholangiometriegerät blasenfrei mit Kontrastmittel gefüllt bereitgestellt ist. Position: Rechte Seite des Operationstisches hinter dem Operateur (Abb. 14).
4. Röntgengerät. Am besten Fernsehbildverstärker. Position: Linke Seite des Operationstisches.

Praktische Durchführung
Nach Präparation des Ductus cysticus führen wir die stumpfe, gebogene Kanüle nach CAROLI — wie bei der intraoperativen Cholangiographie beschrieben — transzystisch in den Hauptgallengang ein. Das Cholangiometriegerät wird angeschlossen und die Nullhöhe eingestellt. Dabei wird das Gerät so einnivelliert, daß das untere Ende in Höhe der Papille steht. Wenn hohe Meßgenauigkeit erwünscht ist, empfiehlt sich die Verwendung des Nivellierwinkels.
Nach Einlaufen weniger ml Kontrastmittels unter Durchleuchtungskontrolle fertigen wir die 1. Röntgenaufnahme an. Dann regulieren wir die Flüssigkeitssäule im Steigrohr durch Drehen des graduierten Meßhahnes auf 300 mm H_2O ein. Die Hahnstellung wird abgelesen und der dazugehörende Standarddurchfluß aus der Eichkurve ermittelt. Gleichzeitig fertigen wir die 2. Röntgenaufnahme an. Nach Unterbrechung

der Kontrastmittelzufuhr sinkt die Flüssigkeitssäule im Steigrohr auf den Residualdruck ab. Jetzt fertigen wir die 3. Röntgenaufnahme. Mehrfachbestimmungen der physikalischen Meßgrößen sind nötig. Anstelle der Durchflußmenge kann aus der Eichkurve auch das Kaliber der Papille in mm abgelesen werden.

5. Zusammenfassende Beurteilung der physikalischen und radiologischen Befunde

a) Wertigkeit der Methoden

Die Ergebnisse der manometrischen Untersuchungen (Residualdruck, Passagedruck
der Papille) und der Durchflußmessungen (Standarddurchfluß) ermöglichen eine Aussage über die Abflußverhältnisse der Galle in den Darm im Bereich der Papilla duodeni
major. Der zahlenmäßige Wert ist ein quantitatives Maß für den Grad der Abflußbehinderung. Eine qualitative Aussage über die Art der Abflußbehinderung (Stein,
Tumor, Papillenödem, entzündliche Papillenstenose, narbige Stenose) ist aus den physikalischen Meßwerten nicht möglich. Druck- und Durchflußmessungen als alleinige
Untersuchungsmethoden haben für die Gallenchirurgie keine praktische Bedeutung.
Ihr Wert liegt in der Kombination mit der Cholangiographie.

Die intraoperative Cholangiographie, allein angewandt, ermöglicht den Nachweis
des Steinleidens, der Gallengangstriktur und der Röhrenstenose. Sie gibt auch Hinweise auf das Vorliegen einer Papillenstenose. Der zusätzliche Wert der Röntgendurchleuchtung (Fernsehbildverstärker) liegt in der Beobachtung des Papillenspiels und der
Kontrastmittelpassage durch die Papille. Es sei aber betont, daß die Durchleuchtungs-
befunde am Fernsehschirm keineswegs immer so eindeutig zu erheben sind, wie es
scheinen mag. Am ehesten kann man sagen, daß kräftige Peristaltik im ganzen Papil-
lenabschnitt gegen eine Papillenstenose spricht. Eine schwache oder fehlende Peristaltik
kann auf einer Papillenstenose, aber ebenso auf zahlreichen anderen operationsbeding-
ten Einflüssen beruhen. Man muß auch beachten, daß sich bei kurzen Stenosen am
Papillenausgang die nichtbetroffenen Sphinkterabschnitte weiter bewegen. Die Aus-
sagekraft selbst eines geübten Durchleuchters wird hierdurch begrenzt. Die Diagnose
der gutartigen Papillenstenose allein mit der intraoperativen Cholangiographie einschließlich der Durchleuchtung bleibt in vielen Fällen problematisch.

Diese Lücke schließt die Kombination der Cholangiographie mit der Manometrie
oder Durchflußmessung (Radiomanometrie, Radiocholangiometrie). Erst die gleichzeitig
durchgeführte Manometrie erlaubt die richtige Interpretation der cholangiographischen
Papillenbefunde. Durch diese Kombination wird gerade für die Diagnostik der Papillen-
erkrankungen eine hohe Treffsicherheit erzielt, die wir im Hinblick auf die erforderlichen therapeutischen Konsequenzen fordern müssen. Die Kombinationsmethoden
(Radiomanometrie, Radiocholangiometrie) haben daher für die Gallenchirurgie die
größte Bedeutung.

b) Beurteilung der physikalischen Befunde

Die Bewertung der physikalischen Untersuchungsergebnisse muß zwei Tatsachen
berücksichtigen. Das angewandte Meßverfahren mit Hilfe des Flüssigkeitsmanometers
ist zwar empfindlich, zeigt aber Fehlerquellen, die sich auch bei sorgfältiger Technik
nicht immer vermeiden lassen (Nullpunkteinstellung, Kanülenlage, Luftblasen im
System). Zum anderen sind Passagedruck, Residualdruck und Standarddurchfluß ihrer-

seits Meßgrößen, die durch zahlreiche operationsbedingte Einflüsse verändert werden können (Narkosemittel, Prämedikation, Temperatur des Kontrastmittels, Füllungsdruck, mechanische Alteration des Gallenganges). Diese Meßwertschwankungen berechtigen uns in der Praxis, die Druckwerte auf volle 10 mm auf- bzw. abzurunden. Weiterhin ist es unter den gegebenen Umständen angezeigt, bei der Abgrenzung der Normalwerte von sicher erhöhten Werten einen dritten Meßbereich zwischenzuschieben, den wir als »fraglich erhöhte Meßwerte« bezeichnen. In diesem Meßbereich sollten Drucke und Durchflußgrößen nur dann als pathologisch angesehen werden, wenn weitere Beurteilungsgrößen hierfür sprechen. Somit lassen sich drei Meßbereiche abgrenzen: Normal, fragliche Abflußbehinderung, sichere Abflußbehinderung.

Tabelle 6   Bewertung der physikalischen Meßergebnisse

	normal	fragliche	sichere
			Abflußbehinderung
Residualdruck in mm H_2O	$<$ 120	120–150	$>$ 150
Passagedruck der Papille in mm H_2O	$<$ 150	150–200	$>$ 200
Passagedruck des Ductus cysticus in mm H_2O	180–220		$>$ 220
Standarddurchfluß in ml pro Minute	$>$ 20	10–15	$<$ 10

c) Beurteilung der cholangiographischen Befunde

Bei der Analyse der intraoperativen Cholangiogramme gehen wir in systematischer Reihenfolge vor (5 Analysenpunkte). Nur so ist die Gewähr gegeben, daß in der Eile der Operationssituation kein Befund übersehen wird, der bei ruhiger Betrachtung der Aufnahmen nach Abschluß der Operation ohne weiteres ins Auge fällt.

1. Analysenpunkt: Länge und Weite des Hauptgallenganges

Die Länge ist je nach Konstitution variabel. Sie gibt Hinweise auf die Lage der Papille. Im übrigen ist sie ohne große praktische Bedeutung. Um so wichtiger ist die Weite des Gangsystems. Sie schwankt im Normbereich beachtlich. Wir kennen Hauptgallengänge, die das Kaliber einer Stricknadel haben. Umgekehrt kann bei sicher normalen Verhältnissen der Hauptgallengang bis zu 1,1 cm weit sein. Im Mittel stellt sich der Hauptgallengang bleistiftdick dar. Kleinere Lumina sind bezüglich der Weite sicher normal. Bei größeren Lumina ist Vorsicht in der Beurteilung am Platze. Die Weite kann normal sein, aber auch Hinweis auf eine pathologische Veränderung.

2. Analysenpunkt: Aufzweigung des Gangsystems

Wir wenden uns zunächst der Hepatikusgabel zu. Bei 80% finden wir eine Bifurkation, bei 19% eine Trifurkation, bei 1% eine stärkere Verzweigung. Wir vergewissern uns, daß die Aufzweigung gut dargestellt ist und kein Abbruch vorliegt. Dies wäre ein Hinweis auf einen Hepatikusstein, in seltenen Fällen auf einen Tumor. Die feh-

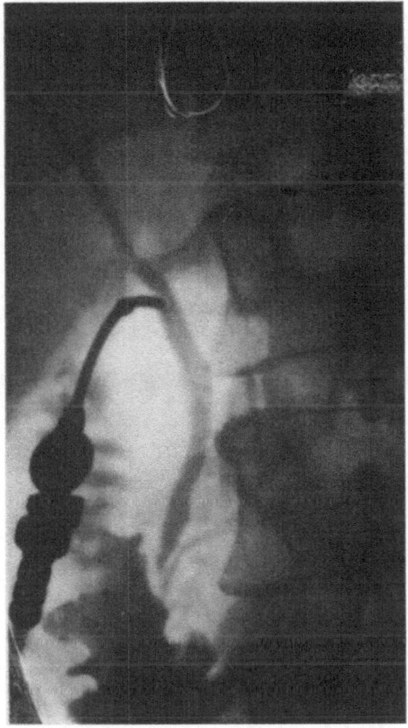

a

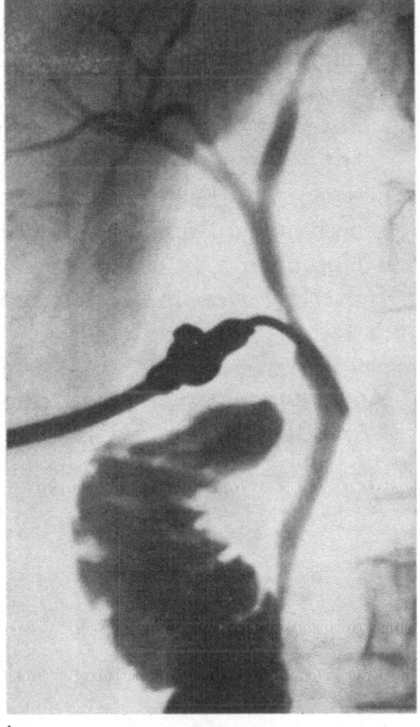

b

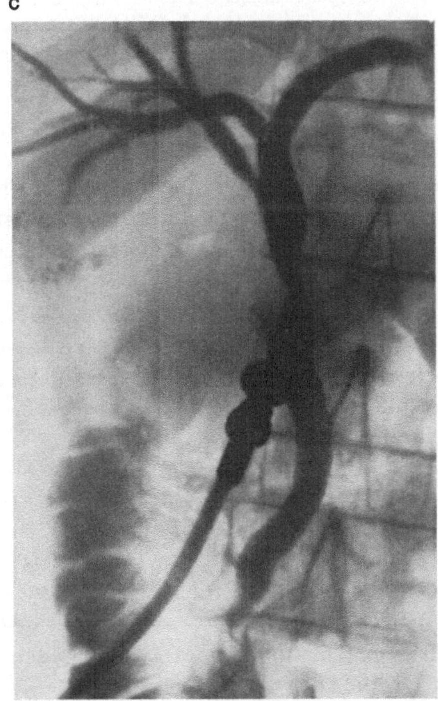

c

Abb. 15a-c Drei normale intraoperative Cholangiogramme.
Die Weite der Gallengänge ist unterschiedlich, liegt aber im Normalbereich (3 bis 11 mm). Die Hepatikusaufzweigung ist bis in die Leberäste sauber ohne Abbrüche oder Füllungsdefekte dargestellt. Die Kontrastmittelsäule ist homogen ohne Aussparungen. Der Pankreasgang füllt sich in a) und c). Das Kontrastmittel fließt glatt in den Zwölffingerdarm ab. Die Konfiguration der Papille ist entsprechend den getroffenen Funktionsphasen verschieden .In c) sind die Sphinkteren als deutliche Einschnürung, in a) als leichte Schwingungen zu erkennen. b) zeigt die Papille in voller Öffnungsphase

lende Füllung der in Richtung Leber liegenden Teile des Gangsystems soll immer ein alarmierendes Zeichen sein. Neben einem Stein- oder Tumorverschluß kann sie eine unbemerkt erfolgte Ligatur des Hauptgallenganges anzeigen. Die regelmäßige Durchführung der intraoperativen Cholangiographie ist das beste Mittel, um rechtzeitig operative Verletzungen zu erkennen, die sonst unbemerkt blieben.

Nach der Hepatikusgabel wenden wir uns dem Konfluens zu. Die Einmündung des Ductus cysticus liegt meist im mittleren Drittel des Hauptgallenganges. Verschiebungen nach proximal und distal kommen vor. Wir stellen fest, ob der Ductus cysticus bis zur Einmündung in den Hauptgallengang präpariert ist. Eine tiefe Einmündung, ein Spiralverlauf oder ein überlanger Stutzen können jetzt noch entdeckt und gegebenenfalls nachreseziert werden.

3. Analysenpunkt: Steine im Gallengang

Wir unterscheiden frei im Lumen flottierende Steine und eingeklemmte Steine, welche die Kontrastmittelsäule blockieren. Eingeklemmte Steine finden wir fast aus-

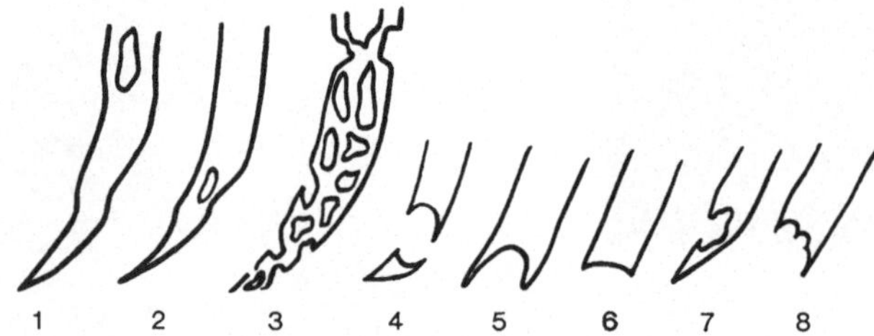

Abb. 16 Schematische Darstellung der Befunde bei Cholangiolithiasis im intraoperativen Cholangiogramm. 1 und 2 frei flottierende Gallengangsteine. 3 Steinsäule. 4 präpapillärer Stein. 5 und 6 tiefe und flache krebsscherenartige Aussparung durch Papillenstein. 7 präpapilläre Steinaussparung. 8 mehrbogige Aussparung, bedingt durch mehrere kleine im Papillenkanal eingeklemmte Steine

schließlich im Papillenbereich und im präpapillären Abschnitt des Hauptgallenganges. Durch den Gallen- und Kontrastmittelstrom werden sie in die Enge der Papille hineingetrieben und blockieren diese ganz oder teilweise. Das Röntgenbild ist charakteristisch. Wir finden eine konkave Aussparung der Kontrastmittelsäule durch den Stein; man bezeichnet sie auch treffend als krebsscherenartige Aussparung. Je nach Größe und Form des Steines kann die Aussparung tief und typisch oder nur flachbogig sein, so daß die »Krebsschere« nur dem geschulten Blick erkennbar ist. Auch mehrbogige Konkavstrukturen im Papillenbereich werden beobachtet. Sie entsprechen einem Konglomerat von mehreren kleinen Steinen.

Frei im Lumen flottierende Steine sind am besten bei Flaufüllung (1. Aufnahme) als Aussparungen in der Kontrastmittelsäule zu erkennen. Wir bestimmen sie nach Zahl und Lokalisation. Oft ist die tatsächliche Zahl der Steine größer. Freie Steine finden sich in allen Abschnitten des Gangsystems einschließlich der Lebergänge. Ist das ganze Gangsystem mit Steinen ausgemauert, sprechen wir von einer Steinsäule. Sie kann sich bis in die Hepatikusverzweigungen erstrecken. Ein Ikterus braucht nicht zu bestehen. Der Gallenstrom findet zwischen den Steinen seinen Weg wie ein Gebirgsbach im Geröllfeld.

Abb. 17 Frei flottierender Gallengangstein ohne Behinderung der Papillenpassage.
66jährige Frau. Vor 1 Jahr Cholezystektomie. Seit 4 Wochen Ikterus
und Oberbauchkoliken. Bilirubin im
Serum 6,2 mg %. Alkalische Phosphatase 9,6 m Mol E. Negatives iv-
Cholangiogramm. Bei der Operation
Gallengang fingerdick. Stein infolge
derber Verschwielung des Operationsgebietes nicht tastbar. Steinnachweis durch intraoperative Cholangiographie. Entfernung des Steines
durch Choledochotomie

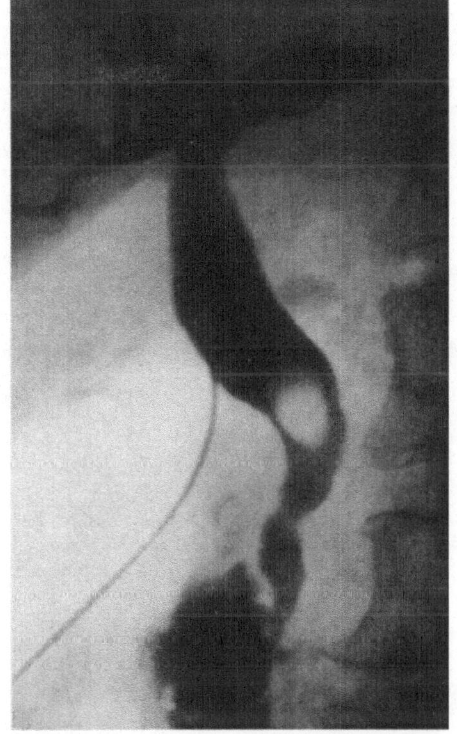

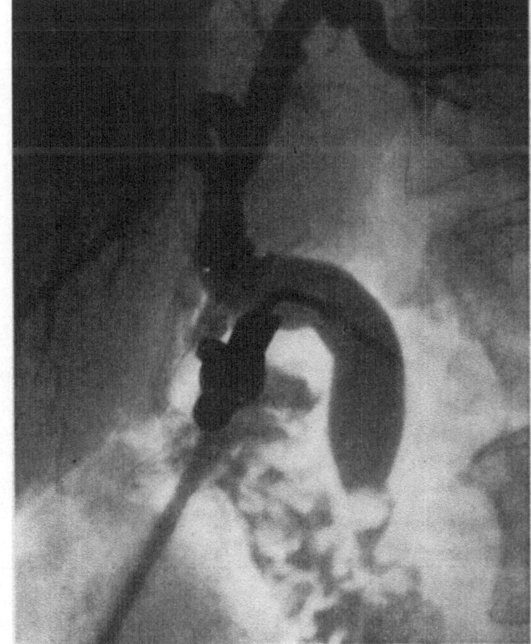

Abb. 18 Präpapillärer Stein.
72jährige Frau. Seit 4 Jahren Gallenbeschwerden. Kein Ikterus. Bilirubin
im Serum 0,8 mg %. Alkalische
Phosphatase 0,4 m Mol E. Negatives
iv-Cholezysto-Cholangiogramm. Bei
der Operation Entfernung der Steingallenblase. Gallengang erweitert.
Großer Stein tastbar. Entfernung des
Steines durch Choledochotomie

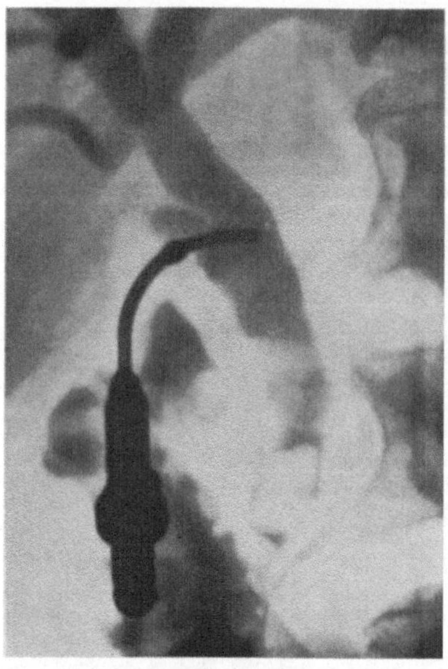

Abb. 19   Großer präpapillärer Stein.
30jährige Frau. Seit 12 Jahren Gallenkoliken. Kein Ikterus. Bilirubin 0,6 mg %. Alkalische Phosphatase 1,35 m Mol E. Negatives iv-Cholezysto-Cholangiogramm. Bei der Operation Entfernung der Steingallenblase. Gallengang erweitert. Stein präpapillär tastbar. Er wird durch Choledochotomie entfernt

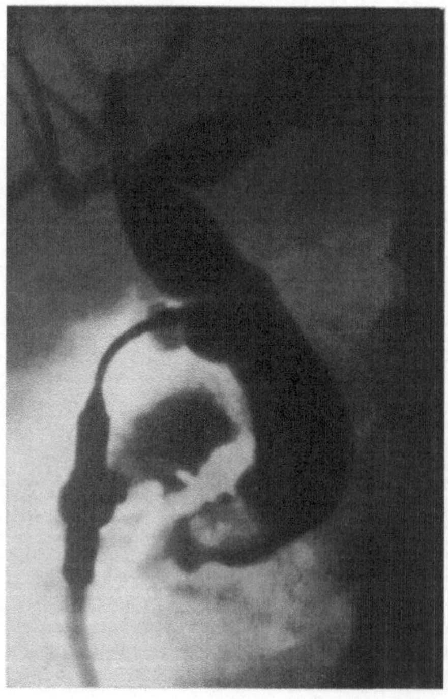

Abb. 20   Krümeliger präpapillärer Stein.
44jährige Frau. Seit 8 Wochen Gallenkoliken. Kein Ikterus. Bilirubin im Serum 0,8 mg %. Alkalische Phosphatase 3,2 m Mol E. Positives Cholezystogramm mit Steinaussparungen. Bei der Operation Entfernung der Steingallenblase. Gallengang deutlich erweitert. Ein krümeliger Stein wird entfernt, der infolge seiner weichen Konsistenz palpatorisch nicht nachweisbar war

Abb. 21 Mehrere flottierende Steine im Gallengang.
57jährige Frau. Seit 3 Wochen Gallenkoliken mit Ikterus. Bilirubin im Serum 2,1 mg%.
Alkalische Phosphatase 7,1 m Mol E. Negatives iv-Cholezystogramm. Positives iv-Cholangiogramm, das daumendick erweitert ist. Bei der Operation Entfernung einer Steingallenblase. Gallengang daumendick. 3 Steine werden durch Choledochotomie entfernt

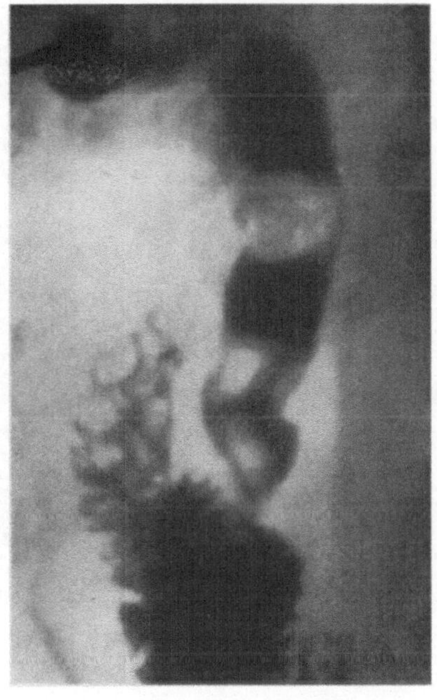

Abb. 22 Papillenstein mit krebsscherenartiger Aussparung und mehrere frei flottierende Steine. Blockierung des Kontrastmittelabflusses in den Zwölffingerdarm.
28jährige Frau. Seit 3 Jahren Gallenkoliken. Kein Ikterus. Bilirubin im Serum 1,0 mg%.
Alkalische Phosphatase 2,9 m Mol E. Negatives iv-Cholezysto-Cholangiogramm. Bei der Operation Entfernung der Steingallenblase. Gallengang gering erweitert. Mehrere Steine tastbar. Sie werden durch Choledochotomie entfernt. Abschließende Probesondierung ergibt glatte Passage der 6 mm Sonde

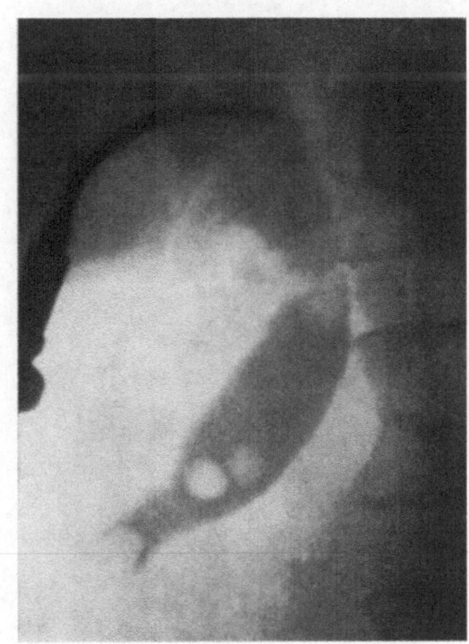

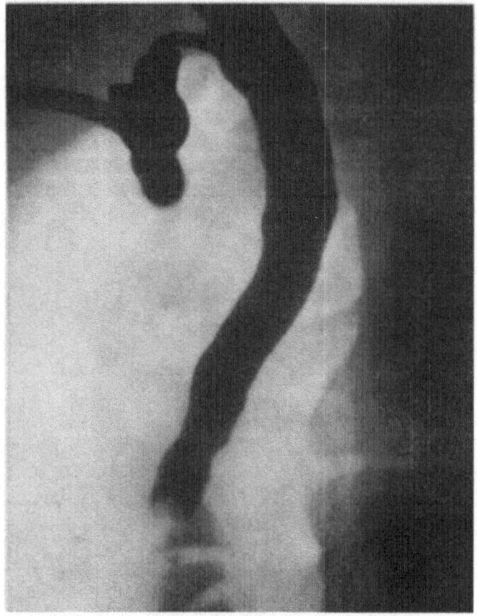

Abb. 23   Papillenstein mit krebsscherenartiger Aussparung.

34jährige Frau. Seit mehreren Monaten Gallenkoliken. Seit 1 Woche Ikterus. Bilirubin im Serum 6,6 mg %. Alkalische Phosphatase 6,5 m Mol E. Negatives iv-Cholezysto-Cholangiogramm. Bei der Operation Entfernung der Steingallenblase. Gallengang gering erweitert. Stein nicht tastbar. Bei der Revision wird ein kleines Konkrement aus dem Papillenbereich entfernt

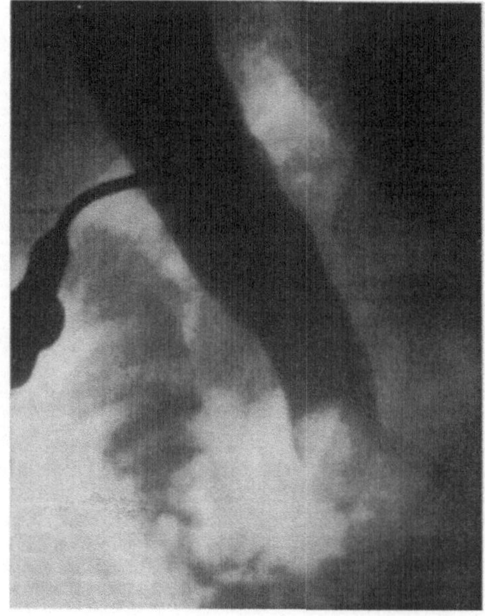

Abb. 24   Papillenstein mit krebsscherenartiger Aussparung. Inkomplette Blockierung des Kontrastmittelabflusses in den Zwölffingerdarm.

43jähriger Mann. Seit einem halben Jahr Gallenkoliken. Mehrfach Subikterus. Bilirubin im Serum 1,5 mg %. Alkalische Phosphatase 12,0 m Mol E. Negatives iv-Cholezystogramm, positives iv-Cholangiogramm auf Fingerdicke erweitert. Bei der Operation Entfernung einer Steingallenblase. Gallengang stark erweitert. Großer Stein im Papillenbereich tastbar, der durch Choledochotomie entfernt wird. Abschließende Probesondierung ergibt glatte Passage der 6 mm Sonde

Abb. 25   Kleiner präpapillärer Stein und Papillenstein mit angedeuteter Krebsschere in einem normal weiten Gallengang.
43jährige Frau. Seit einem halben Jahr Gallenkoliken mit passagerem Ikterus und Pankreatitis. Bilirubin im Serum 0,4 mg %. Alkalische Phosphatase 2,0 m Mol E. Positives iv-Cholezystogramm mit Steinaussparungen. Negatives iv-Cholangiogramm. Bei der Operation wird eine Steingallenblase entfernt. Gallengang normal weit. Steine nicht tastbar. Steinnachweis durch intraoperative Cholangiographie. 3 Steine werden durch Choledochotomie entfernt. Abschließende Probesondierung ergibt glatte Passage der 6 mm Sonde

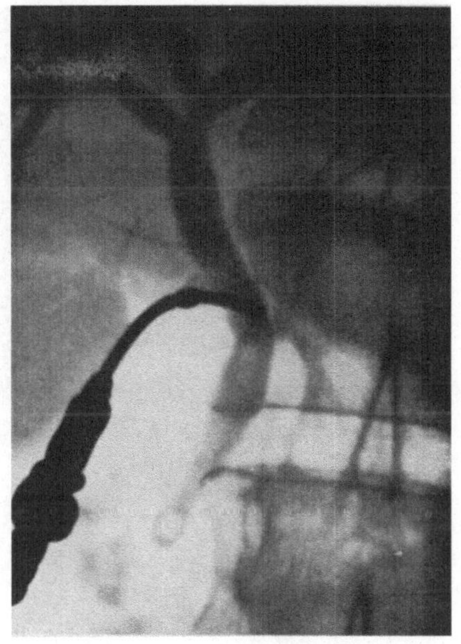

Abb. 26   Kleinsteinige Konkrementsäule, die den ganzen Hauptgallengang bis in die Leberäste ausfüllt.
50jährige Frau. Seit 9 Jahren Gallenkoliken mit rezidivierendem Ikterus und Pankreatitis. Bilirubin im Serum 1,9 mg %. Alkalische Phosphatase 10,3 m Mol E. Negatives iv-Cholezysto-Cholangiogramm. Bei der Operation Entfernung einer steinhaltigen Schrumpfgallenblase. Gallengang stark erweitert. Er ist von einer Steinsäule, die sich bis in die Lebergänge erstreckt, ausgemauert. Nach Ausräumung der Konkrementmassen ist die Papille nicht sondierbar. Der Eingriff wird mit einer Choledochoduodenostomie beendet

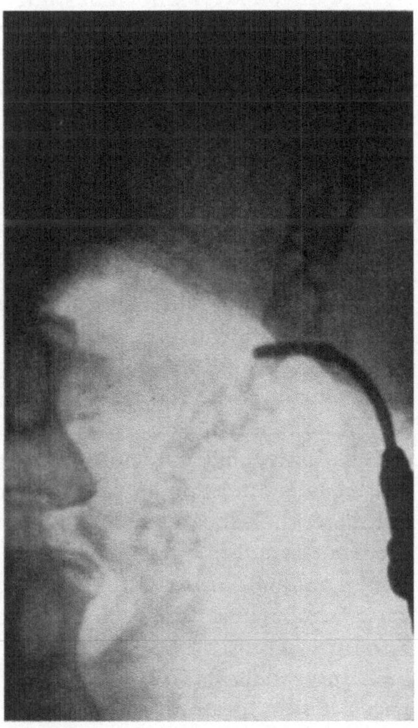

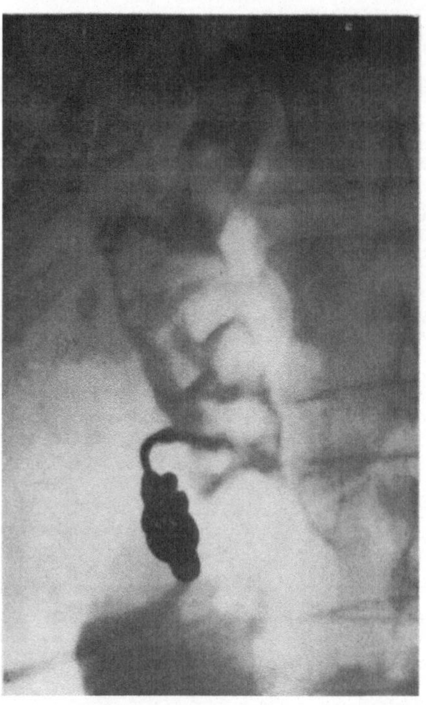

Abb. 27 Großsteinige Konkrementsäule, die den ganzen Hauptgallengang bis in die Leberäste ausfüllt.
63jährige Frau. Seit 1 Jahr Gallenkoliken mit abgeklungenem Ikterus und abgeklungener Pankreatitis. Bilirubin im Serum 0,5 mg %. Alkalische Phosphatase 4,1 m Mol E. Negatives iv-Cholezysto-Cholangiogramm. Bei der Operation Entfernung einer verschwielten Steingallenblase. Der Gallengang ist auf Kinderarmdicke erweitert und mit einer Steinsäule, die sich bis in die Lebergänge erstreckt, ausgemauert. Nach Ausräumung der Konkrementmassen ist die Papille für eine 6 mm Sonde glatt durchgängig. Wegen der Steindiathese wird der Eingriff mit einer Choledochoduodenostomie beendet

4. Analysenpunkt: Pankreasausführungsgang

Der Ductus Wirsungeanus stellt sich nur in einem Teil der Fälle dar. Aus dem Fehlen der Darstellung können keine diagnostischen Schlüsse gezogen werden. Eine positive Darstellung ist diagnostisch nur verwertbar, wenn der Gang erweitert ist. Das spricht für eine Stauung im Papillenbereich. Gelegentlich finden wir bei langstreckigen Papillenstenosen den Anfangsteil des Ductus Wirsungeanus mit in den Stenoseblock einbezogen. Er ist in diesem Bereich fadendünn, weiter peripher deutlich erweitert.

5. Analysenpunkt: Die Papille

Wir stellen fest, ob ein Kontrastmitteldurchfluß durch die Papille in den Darm stattgefunden hat. Bei fehlendem Durchfluß muß ein ernstes Hindernis vorliegen.

Die Beurteilung der Morphologie der Papille im Röntgenbild ist das schwierigste und problematischste Kapitel der ganzen Cholangiographie. Nur die genaue Kenntnis der Normalbefunde und ihrer Variationen erlaubt die Beurteilung von pathologischen Papillenveränderungen.

Das Röntgenbild des normalen Papillensystems leitet sich aus dem anatomischen Bau und der Funktion ab. Wir finden zwei hintereinandergeschaltete Sphinkteren, den Sphinkter choledochi und den Sphinkter ampullae, die durch peristaltische Bewegungen das Kontrastmittel bzw. die Galle in den Darm befördern. Beide Sphinkteren sind im Röntgenbild als Einschnürungen erkennbar, bald als ein deutlicher Ring, bald als eine zarte Schwingung. Immer aber ist bei normalen beweglichen Papillen diese doppelte Randschwingung nachweisbar. Anlagemäßig kann das ganze Papillensystem kurz und breit ausgebildet sein. Wir sprechen vom gedrungenen Papillentyp. Ist es lang und zart angelegt, sprechen wir vom schlanken Papillentyp (Abb. 28 u. 29).

Abb. 28 Schematische Darstellung der Röntgenbefunde normaler Papillen im intraoperativen Cholangiogramm. Verschiedene individuelle Typen und Funktionsphasen. 1–3 schlanker Papillentyp, 4 und 5 gedrungener Papillentyp, 6–9 Funktionsphasen des normalen Papillenspiels

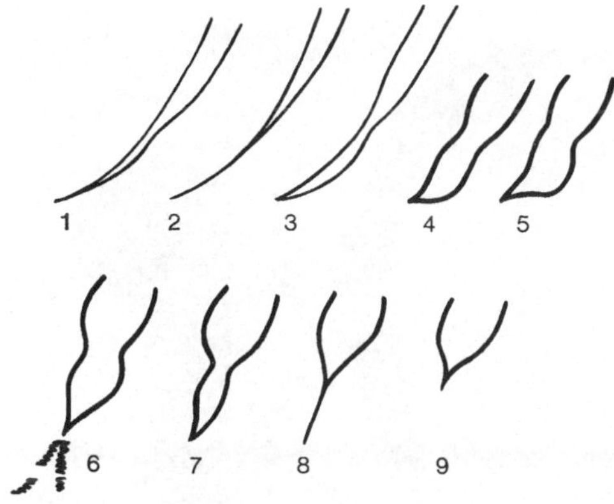

Das Papillensystem befindet sich in dauernder Bewegung. Die dabei entstehenden Bilder wurden röntgenkinematographisch genau untersucht und müssen dem Arzt bekannt sein, damit nicht Funktionsphasen — das intraoperative Cholangiogramm ist ja immer die Momentaufnahme einer ablaufenden Funktion — als pathologische Abweichung fehlgedeutet werden. Schon hier sei erwähnt, daß Funktionsphasen bestimmten Formen der Papillenstenose täuschend ähnlich sehen können (Abb. 30–32).

Unter den pathologischen Veränderungen im Papillenbereich sind die Steinverschlüsse am leichtesten zu erkennen. Sie zeichnen sich — wie bereits beschrieben — durch konkave Kontrastmittelaussparungen (sog. Krebsscheren) aus. Am schwierigsten ist die Diagnose einer organischen benignen Papillenstenose. Entsprechend der Vielgestalt pathologisch-anatomischer Befunde haben wir auch unterschiedliche Röntgenbilder zu erwarten, die sich oft nur schwer von Normalbefunden unterscheiden lassen.

Langstreckige Papillenstenosen: Die typischste, aber seltenste Form ist die Korkenzieherstriktur der ganzen Papille. Sie entspricht pathologisch-anatomisch einer langstreckigen Striktur des ganzen Papillenabschnittes und ist auch für den Anfänger unschwer zu erkennen. Zwischen dem Vollbild der langstreckigen Korkenzieherstriktur und dem Normalbild finden sich alle Übergänge unterschiedlichen Schweregrades. Die leichtesten Veränderungen bestehen in einem Verlust der Sphinkterschwingung. Die Papille entspricht einem zwar noch weiten, aber doch bereits starren Rohr. Das Lumen kann sich bis zu einer fadenförmigen Kontrastmittelstraße verdünnen. Das Papillenrohr kann gerade, eckig geknickt oder exzentrisch verlaufen. Als Endstadium entsteht bei gleichmäßiger Einengung die Fadenstriktur, bei ungleichmäßiger Vernarbung die Korkenzieherstriktur.

Kurzstreckige Papillenstenosen: Die 2. Hauptform der Papillenstenose ist die kurzstreckige, oft segelförmige Stenose an der Papillenöffnung. Die Öffnung ist geradezu in eine Spritzdüse umgewandelt. Das Röntgenbild ist ganz anders als bei den langstreckigen Strikturen. Wir finden ein erweitertes Ampullenlumen mit mehr oder weniger deutlicher Sphinkterschwingung. Die Kontrastmittelsäule endet konvex (Kugelform) oder flach, trichterförmig am Papillenende (sog. Zigarrenkopfform). Eine kurze schmale Kontrastmittelstraße geht in den Darm. Je nach dem Grad der Stauung ist eine mehr oder weniger deutliche Ausweitung des Lumens der Ampulle und des Gallenganges nachweisbar. Bei dieser Form der Papillenstenose ist besonders leicht eine Verwechslung mit einer Funktionsphase des normalen Papillenspiels möglich, so daß stets alle

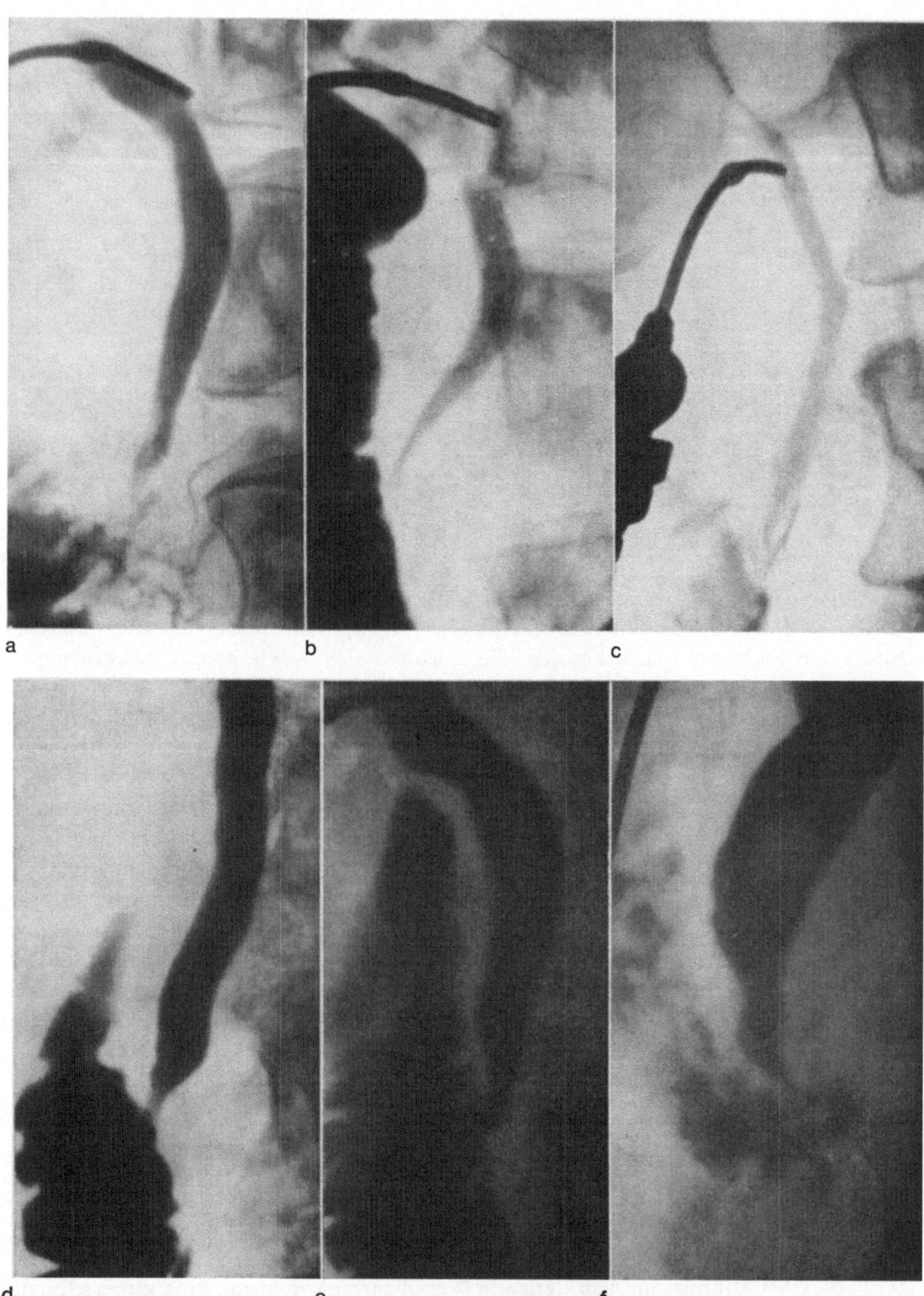

Abb. 29a–f Normale Papillen im intraoperativen Cholangiogramm.
a), b) und c) zeigen einen zarten, schlanken Papillentyp, d), e) und f) einen zunehmend gedrungenen Typ. Die durch die Sphinkterfunktion bedingte Papillenkonfiguration ist je nach der getroffenen Funktionsphase unterschiedlich

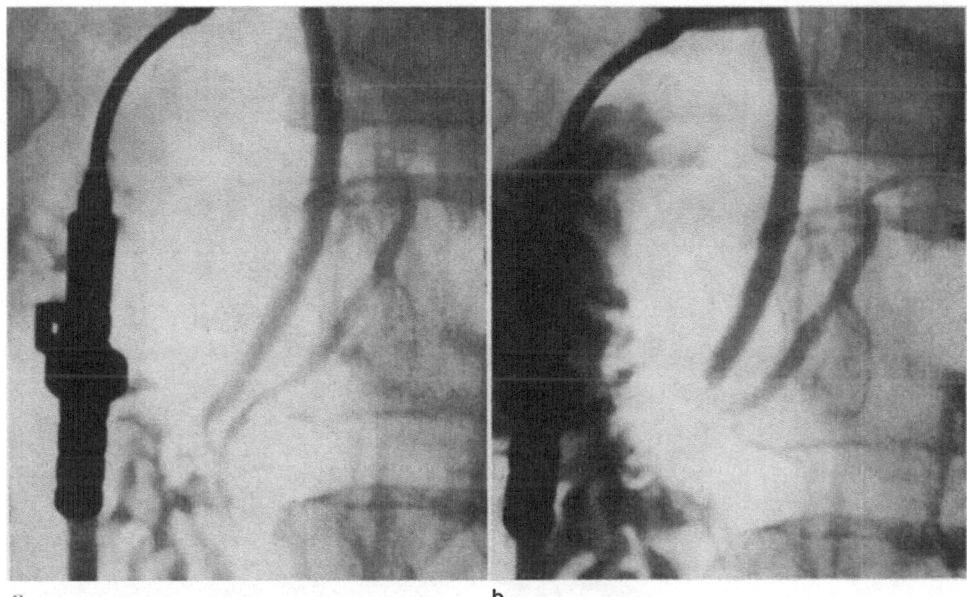

a   b

Abb. 30 a und b   Funktionsphasen des normalen Papillenspiels.
a) zeigt die Papille in voller Öffnungsphase, b) zeigt die gleiche Papille wenige Sekunden
später in der Verschlußphase. Die Abbildung demonstriert die Notwendigkeit mehrfacher
Aufnahmen oder der fortlaufenden Röntgendurchleuchtung, damit nicht Funktionsphasen
als Papillenstenose fehlgedeutet werden

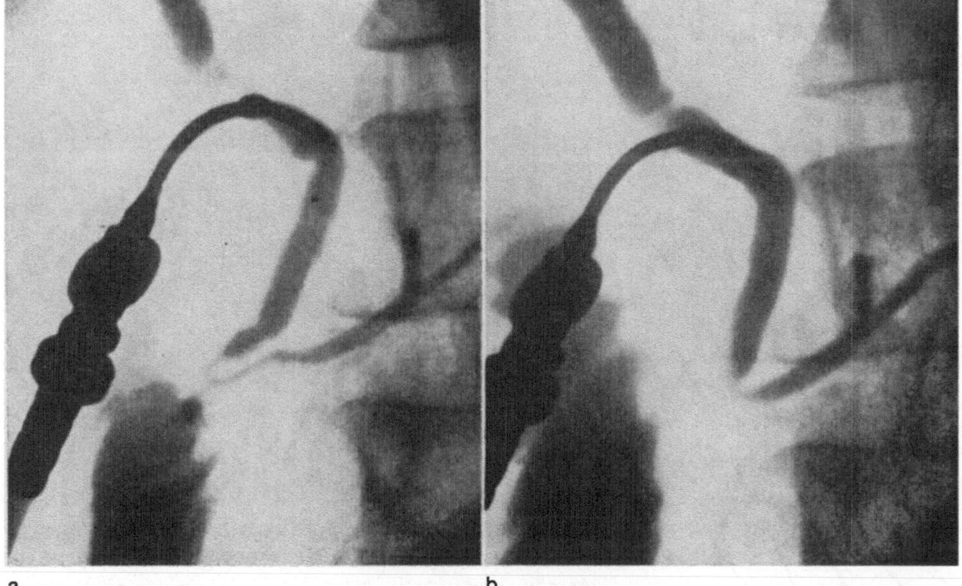

a   b

Abb. 31 a und b   Funktionsphasen des normalen Papillenspiels.
a) zeigt die Papille in voller Öffnungsphase, b) die gleiche Papille in voller Verschlußphase

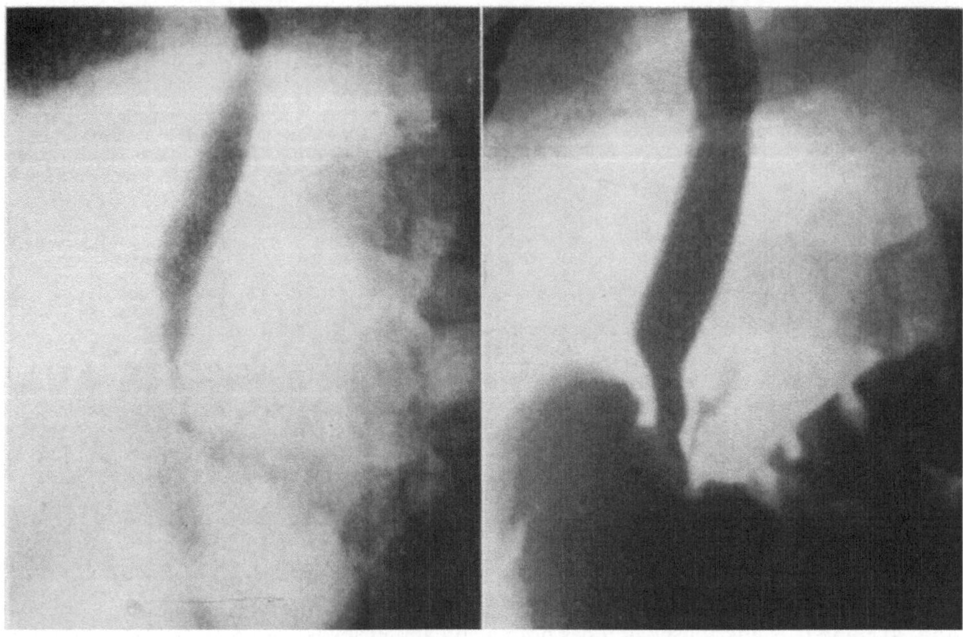

a   b

Abb. 32 a und b   Funktionsphasen des normalen Papillenspiels.
a) zeigt die Papille in Schließungsphase mit fadenförmiger Kontrastmittelstraße im distalen Abschnitt. Der proximale Abschnitt ist noch weit. b) zeigt die gleiche Papille in Öffnungsphase mit weitgestelltem Papillenkanal und kräftigem Abfluß des Kontrastmittels in den Zwölffingerdarm

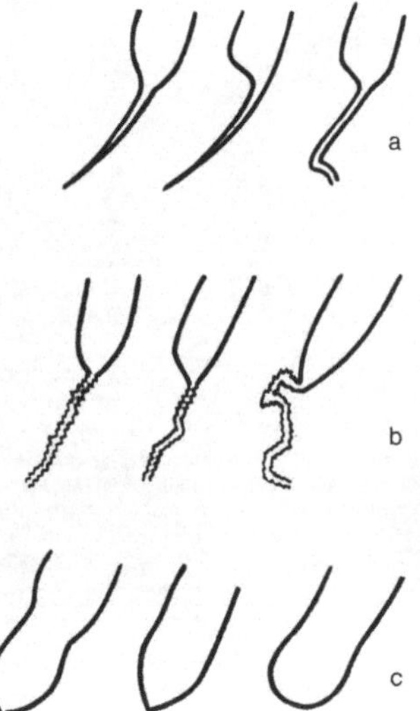

Abb. 33   Die benigne Papillenstenose im intraoperativen Cholangiogramm. a) langstreckige Fadenstrikturen: gerade, exzentrisch, geknickt. b) langstreckige Korkenzieherstrikturen: gerade, exzentrisch, geknickt. c) kurzstreckige Papillenstenosen

Abb. 34 Papillenstenose. Langstreckige gleichmäßige Einengung des Papillenkanals mäßigen Grades.
53jähriger Mann. Seit 1 Monat Gallenkoliken mit Ikterus. Bilirubin im Serum 5,6 mg %. Alkalische Phosphatase 3,3 m Mol E. Negatives iv-Cholezysto-Cholangiogramm. Bei der Operation wird die Steingallenblase entfernt. Der Gallengang ist gering erweitert. Ein Stein wird nicht mehr gefunden. Bei der Probesondierung zeigt die Papille einen mäßigen gummiartigen Widerstand. Es handelt sich um eine — wahrscheinlich passagere — entzündliche Papillenstenose nach Steindurchtritt. Dehnung der Papille genügt

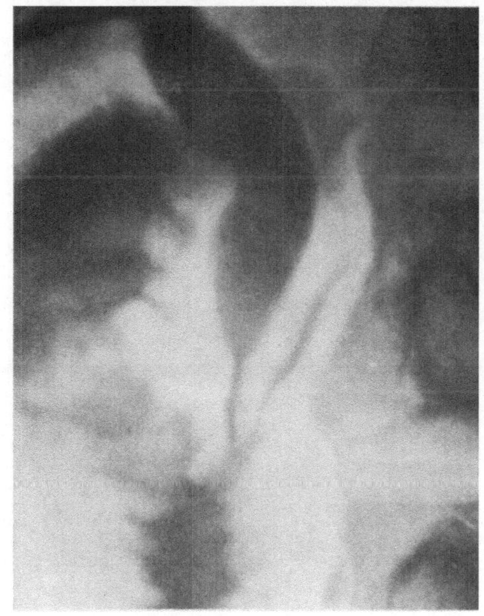

Abb. 35 Papillenstenose. Exzentrische, langstreckige Fadenstriktur.
61jährige Frau. Seit Wochen Gallenkoliken. Kein Ikterus. Bilirubin im Serum 0,8 mg %. Alkalische Phosphatase 11,4 m Mol E. Positives iv-Cholezystogramm mit Steinaussparungen, positives iv-Cholangiogramm mit deutlich erweitertem Gallengang. Bei der Operation wurde die Steingallenblase entfernt. Gallengang fingerdick ohne Steine. Bei der Revision ist die Papille nicht sondierbar. Die transduodenale Sphinkterotomie bestätigt die cholangiographische Diagnose einer Papillenstenose

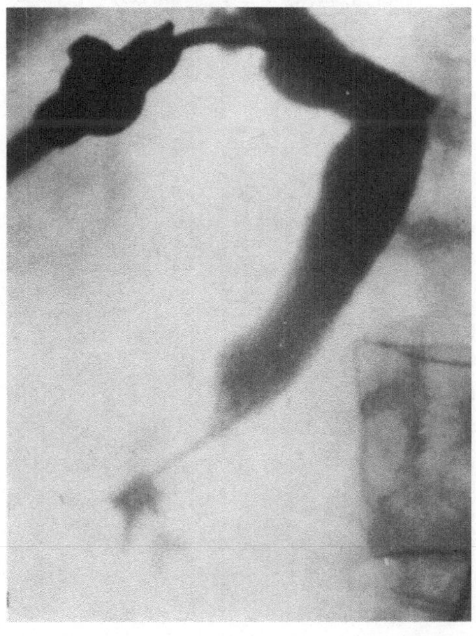

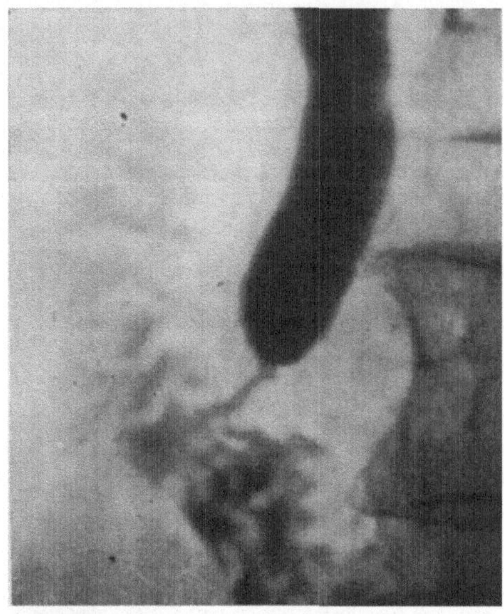

Abb. 36 Papillenstenose. Konzentrische, langstreckige Fadenstriktur.
69jährige Frau. Vor 1 Jahr Gallenblasenentzündung. Seitdem ständig Oberbauchbeschwerden. Kein Ikterus. Bilirubin im Serum 0,6 mg %. Alkalische Phosphatase 2,2 m Mol E. Negatives orales Cholezystogramm. Steinschatten im Gallenblasenbereich. Bei der Operation Entfernung einer hydropischen Gallenblase. Gallengang zeigefingerdick. Bei der Revision werden mehrere kleine Steine entfernt, die wegen ihrer geringen Größe nicht tastbar waren. Bei der Probesondierung ist die Papille nicht durchgängig. Die Sphinkterotomie bestätigt die cholangiographische Diagnose einer langstreckigen Papillenstenose

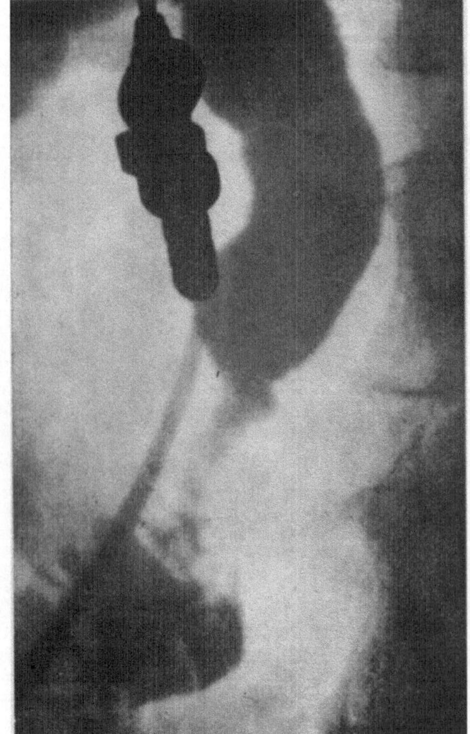

Abb. 37 Papillenstenose. Langstreckige Korkenzieherstriktur.
60jähriger Mann. Einlieferung mit akut aufgetretenen Gallenkoliken. Bilirubin im Serum 0,7 mg %. Alkalische Phosphatase 4,6 m Mol E. Negatives iv-Cholezystogramm mit erweitertem Gang. Bei der Operation Entfernung der Steingallenblase. Gallengang daumendick gestaut. 1 Stein wird durch Choledochotomie entfernt. Bei der Probesondierung ist die Papille starr und nur für die 4 mm Sonde durchgängig. Die Sphinkterotomie bestätigt die Diagnose einer langstreckigen Papillenstenose

Abb. 38 Papillenstenose. Kurzstreckige
Korkenzieherstriktur.
68jährige Frau. Seit 20 Jahren uncharakteristische Oberbauchbeschwerden. Jetzt Gallenkoliken. Kein Ikterus. Bilirubin im
Serum 0,5 mg %. Alkalische Phosphatase
5,0 m Mol E. Positives iv-Cholezystogramm
mit Steinaussparungen. Positives iv-Cholangiogramm mit erweitertem Gang. Bei
der Operation Entfernung einer Steingallenblase. Gallengang gering erweitert. Keine Steine. Papille bei der Probesondierung
nicht durchgängig. Die transduodenale
Sphinkterotomie bestätigt die cholangiographische Diagnose einer Papillenstenose

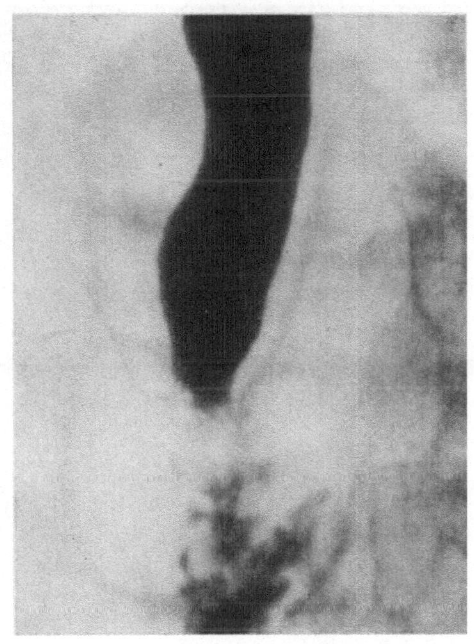

Abb. 39 Papillenstenose. Zigarrenkopfform.
50jähriger Mann. Seit einem halben Jahr Gallenkoliken. Kein Ikterus. Bilirubin im Serum 0,8 mg %.
Alkalische Phosphatase 5,4 m Mol
E. Negatives Cholezysto-Cholangiogramm. Bei der Operation wird
eine Steingallenblase entfernt. Gallengang daumendick. 1 Stein wird
durch Choledochotomie entfernt.
Die Papille ist bei der Probesondierung undurchgängig. Die Sphinkterotomie bestätigt die cholangiographische Diagnose einer Papillenstenose

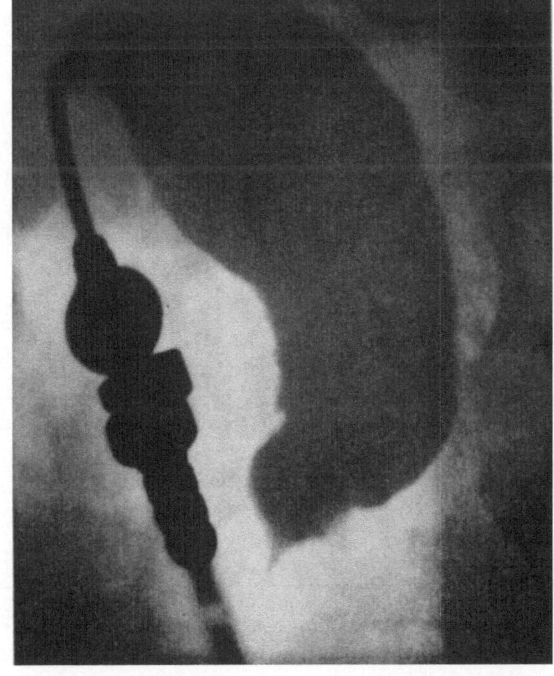

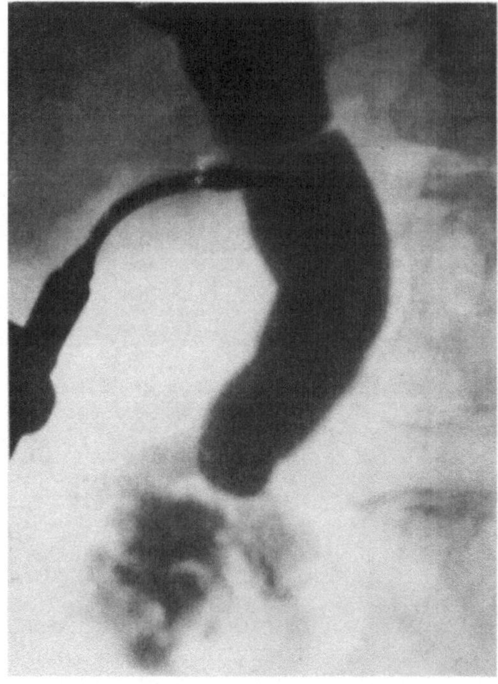

Abb. 40 Papillenstenose. Die Kontrastmittelsäule endet kugelig konvex.
69jährige Frau. Seit 2 Monaten Oberbauchbeschwerden. Vor 4 Wochen Gallenkoliken. Kein Ikterus. Bilirubin im Serum 1,5 mg %. Alkalische Phosphatase 4,4 m Mol E. Negatives iv-Cholezystogramm. Positives iv-Cholangiogramm mit erweitertem Gang. Bei der Operation wird eine Steingallenblase entfernt. Der Gallengang ist fingerdick. Bei der Revision werden mehrere kleine Steinchen entfernt, die wegen ihrer geringen Größe nicht tastbar waren. Die Papille ist nicht sondierbar. Bei der Sphinkterotomie findet sich eine narbige Papillenstenose

3 Aufnahmen und nach Möglichkeit auch der intraoperative Durchleuchtungsbefund zur Beurteilung beigezogen werden müssen.

Zusammenfassend stellen wir fest, daß die Diagnose einer benignen Papillenstenose aus dem Röntgenbild allein zu den schwierigsten Aufgaben der intraoperativen Diagnostik gehört. Durch die Kombination mit der Manometrie ist aber in den meisten Fällen eine eindeutige Aussage möglich.

Die Frage, ob man durch die Röntgenmorphologie allein eine Papillenstenose sicher diagnostizieren könne, wird von den Autoren unterschiedlich beantwortet. Nach HESS erlaubt nur die Kenntnis des Druckes im Moment der Aufnahme — also die gleichzeitige Manometrie — die Aussage, ob eine enge Papille eine Stenose oder eine physiologische Enge (Funktionsphase) ist. KOURIAS und STUCKE diagnostizieren die Papillenstenose allein aus dem Röntgenbild, das ihnen auch Hinweise auf die vorliegende pathologisch-anatomische Veränderung (Ödem, Entzündung, Adenomyomatose) gibt. Unsere eigenen Erfahrungen entsprechen weitgehend denen von HESS. Nur in klassischen Fällen können wir die Papillenstenose sicher aus dem Röntgenbild allein diagnostizieren. In vielen Fällen ist der Röntgenbefund nur *ein* Befund, der durch weitere Untersuchungen wie Manometrie und Durchflußmessung zu ergänzen ist.

6. Cholangioskopie

Sie wurde von WILDEGANS in die Gallenwegchirurgie eingeführt und später durch SIMON-WEIDNER und GRIESSMANN bedeutend ausgebaut.

Das Cholangioskop ist ein optisches Instrument, das in den eröffneten Gallengang eingeführt wird und eine Betrachtung des Lumens ermöglicht, so wie mit dem Zystoskop das Blaseninnere betrachtet wird. Verschiedene Typen sind gebräuchlich. Am längsten bekannt sind starre Instrumente, die zwischen Schaft und Endstück rechtwinklig oder stumpfwinklig (120 Grad) abgeknickt sind. Die rechtwinklige Ausführung läßt sich gelegentlich bei engen Verhältnissen besser handhaben. Das Endstück, das in den Gallengang eingeführt wird, ist beim Standardinstrument 66 mm lang. Daneben gibt es noch das Gerät mit kurzem, 33 mm langem Endstück, das ursprünglich für die Pyeloskopie konstruiert wurde, jetzt aber auch in der Gallensteinchirurgie gern angewendet wird. Das verkürzte Endstück läßt sich bei engen, tiefen Verhältnissen oft noch einführen, wenn die Untersuchung mit dem langen Instrument schon nicht mehr möglich ist.

Bei allen Geräten wird das Endstück mit drei auswechselbaren Hülsen von 16, 18 und 21 Ch Durchmesser geliefert. Die dünnen Hülsen sind für die Diagnostik, die dicke Hülse (Operationshülse) für endoskopische Operationen vorgesehen. Hierbei können durch einen besonderen Kanal — wie beim Operationszystoskop — sondenförmige Instrumente (PE-Zängelchen, Koagulationssonden, Steinheber, Steinschlingen nach ZEISS und DORMIA) zur intrakanalikulären Anwendung unter Sicht durch das Cholangioskop eingeführt werden. Zum Gebrauch wird das Instrument an die Stromquelle und über ein Schlauchsystem an einen mit warmer Kochsalzlösung gefüllten Irrigator angeschlossen. Die Kochsalzlösung dient als Spülflüssigkeit zur Freihaltung des Gesichtsfeldes und zur Entfaltung des Gangsystems während der Untersuchung. Um die Schwierigkeiten bei der Einführung zu umgehen, wurden in letzter Zeit flexible Cholangioskope konstruiert. Sie beruhen auf dem Prinzip der Glasfaseroptik.

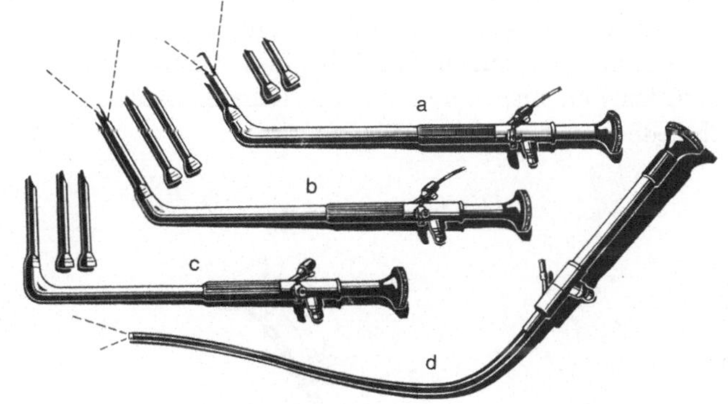

Abb. 41 Verschiedene Cholangioskope. a) Cholangioskop mit kurzem Endstück (33 mm). b) Cholangioskop mit langem Endstück (66 mm). c) Cholangioskop mit langem rechtwinkligem Endstück. d) flexibles Cholangioskop

a) Technik der Cholangioskopie

Die Cholangioskopie setzt eine Choledochotomie voraus. Die Untersuchung gliedert sich in zwei Abschnitte. Zunächst führen wir das Gerät leberwärts ein und untersuchen den Ductus hepaticus, die Hepatikusgabel und die Lebergänge so weit wie möglich. Das Einführen des Cholangioskops erfolgt vorsichtig unter ständiger Fingerkontrolle (»optische Sonde«). Auf diese Weise sind Verletzungen vermeidbar. Das Einführen leberwärts bereitet kaum Schwierigkeiten (Abb. 42).

Im 2. Akt der Untersuchung betrachten wir das distale Gangsystem einschließlich Papille. Dazu wird das Gerät aus dem Ductus hepaticus entfernt und anschließend neu nach distal eingeführt. Dieser Teil der Untersuchung ist viel schwieriger. Das Einführen muß besonders sorgfältig unter Fingerkontrolle erfolgen. Bei brüskem Vorgehen sind Zerreißungen des Gallenganges an der Einführungsstelle und Perforationen des Ganges

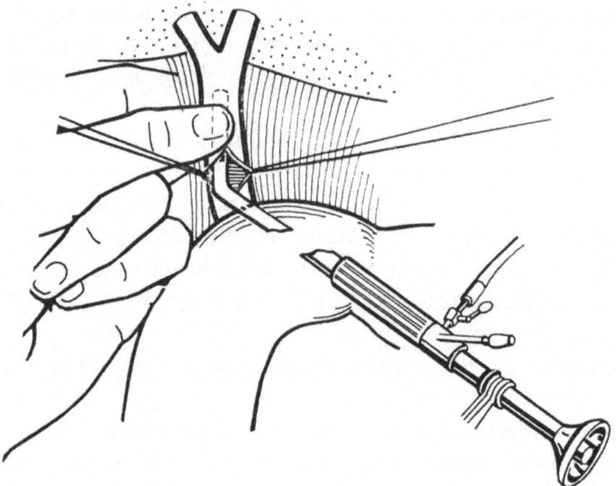

Abb. 42   Einführen des Cholangioskops leberwärts unter Fingerkontrolle

nicht selten. Bei engen Verhältnissen, insbesondere bei einer großen Leber, läßt sich das Standardcholangioskop nicht einführen. Wir empfehlen dann das kurze rechtwinklige Gerät. Ist auch dieses ohne Trauma nicht anwendbar, brechen wir die Untersuchung ab. Unter keinen Umständen versuchen wir, die Spiegelung auf Kosten der Sicherheit des Eingriffs zu erzwingen. Ist die Einführung nach distal gelungen, so schieben wir das Gerät unter Palpationskontrolle so weit wie möglich vor. Meist werden wir mit dem langen Schaft bis in den Zwölffingerdarm gelangen. Beim langsamen Zurückziehen inspizieren wir die Duodenalschleimhaut, die Papillenregion und die Choledochusschleimhaut (Abb. 43).

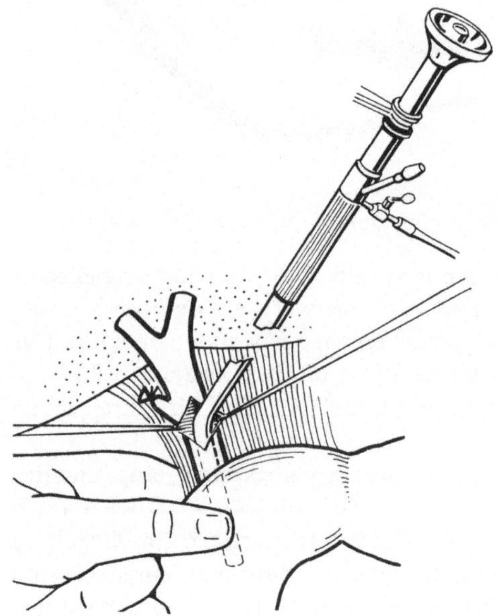

Abb. 43   Einführen des Cholangioskops papillenwärts unter Fingerkontrolle

b) Beurteilung der Befunde

Wir achten bei der Untersuchung zunächst auf Steine, Grieß und Gallenschlamm. Dann wenden wir uns der Schleimhaut zu. Normalerweise ist sie gelblichrosa und glatt. Bei einer Cholangitis ist sie dunkelrot und geschwollen. Sie kann auch graurot und von Fibrin und Membranen bedeckt sein.

In den meisten Fällen wird die Cholangioskopie ausgeführt zum Ausschluß von Residualsteinen nach beendeter Gallengangrevision und zum Nachweis einer Cholangitis. Gelegentlich werden wir auch einen Tumor finden. Eine PE kann durch das Gerät entnommen werden.

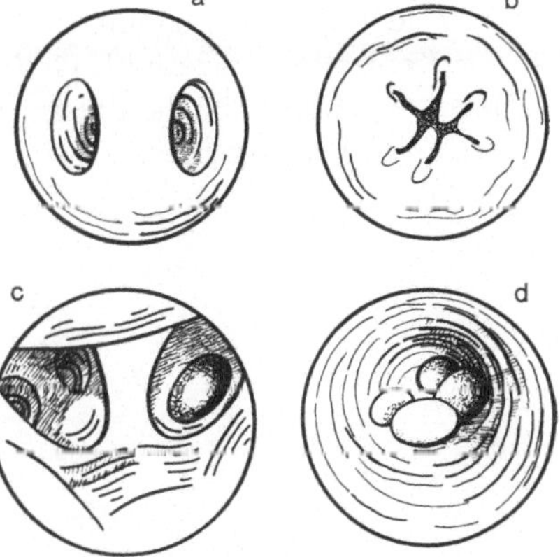

Abb. 44 Cholangioskopische Befunde. a) Normales Gallengangsystem. Blick auf die Hepatikusgabel. b) Normale Papille. c) Stein im linken Ductus hepaticus. d) Mehrere Steine im Ductus choledochus

Von besonders erfahrenen Endoskopikern wird immer wieder die Cholangioskopie auch für die Diagnose der Papillenveränderungen herangezogen. Die normale Papille stellt sich beim Zurückziehen des Instrumentes als Grübchen dar, gelegentlich ist ein Faltenstern sichtbar. Unter den pathologischen Befunden ist am ehesten die »lädierte Papille« nach frischem Steindurchtritt erkennbar. Die Befunde erinnern an die bekannten Bilder des Harnleiterostiums: Wir finden eine zerfetzte Schleimhaut, Blutpunkte und Fibrinauflagerungen, die auf einen kürzlichen Steindurchtritt hinweisen. Schwieriger zu erkennen und zu deuten sind die Befunde bei gutartigen Papillenstenosen (Verquellungen, narbige Stenosierungen, aufgehobenes Papillenspiel). Wir glauben, daß der Normalchirurg die Diagnose der gutartigen Papillenstenose mit Hilfe des Endoskops nicht stellen sollte, während die Anwendung des Cholangioskops zum Stein- und Cholangitisnachweis für jeden Chirurgen erfolgreich ausführbar ist.

7. Leberbiopsie

Von ihr machen wir intraoperativ häufig Gebrauch. Sie gibt wichtige Auskünfte für die Weiterbehandlung. Wir führen die Leberbiopsie als Stanzbiopsie mit der Roholm-Nadel durch. Auch die Menghini-Nadel hat sich bewährt. Aus der Stanzstelle blutet es gewöhnlich mäßig. Die Blutung steht nach mehrminutigem Aufdrücken eines Tupfers. Wir legen eine Kreuzstichnaht, nach deren Knüpfen die Blutung sofort steht und der Eingriff ohne Zögern weiterlaufen kann. Keilexzisionen aus der Leberkante führen wir nicht mehr aus.

8. Welche intraoperativen Untersuchungsmethoden soll der Chirurg in der Praxis anwenden?

Auf jeden Fall sollte *eine* radiologische und *eine* manometrische Methode zur Verfügung stehen. Folgende Möglichkeiten bieten sich für die Praxis an:

1. Die einfachste Methodenkombination ist die Spritzencholangiographie, am besten mit dem Fernsehbildverstärker, und anschließend die Residualdruckbestimmung. Sie ist praktisch überall, zur Not auch ohne Bildverstärker, mit einer Röntgenkugel durchführbar.
2. Wer sich intensiver mit der Gallenchirurgie beschäftigt und über einen Bildverstärker, am besten mit Fernseheinrichtung, verfügt, dem sei die Radiomanometrie oder die Radiocholangiometrie empfohlen.
3. Als Kontrollmethode nach Gallengangrevision wird die Cholangioskopie empfohlen. Den endoskopischen Stein- und Cholangitisnachweis kann jeder endoskopisch erfahrene Chirurg erlernen.

E. Chirurgische Therapie

1. Einrichtung

Der reibungslose Ablauf der Operation ist abhängig von einer durchdachten, arbeitsgerechten Aufstellung der zahlreichen Geräte und von einer eingeübten Bedienungsmannschaft. Uns hat sich folgende Aufstellung bewährt:

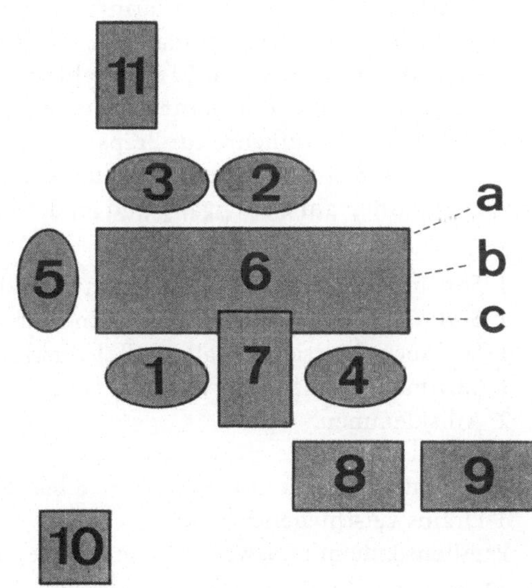

Abb. 45 Aufstellung der Personen und Geräte im Operationssaal bei Eingriffen an den Gallenwegen. ① Operateur, ② 1. Assistent, ③ 2. Assistent, ④ Operationsschwester, ⑤ Anästhesist, ⑥ Operationstisch, ⑦ Instrumentiertisch, ⑧ Nahttisch, ⑨ Instrumententisch, ⑩ Radiomanometriegerät, ⑪ Fernsehbildverstärker, a) Stromquelle und Irrigator für Cholangioskopie, b) Saugapparat, c) Elektrochirurgiegerät

Der Operationstisch soll im Bereich des Operationsfeldes zur Röntgendurchleuchtung geeignet sein. Moderne Operationstische (Maquet, Admi) ermöglichen ohne besondere Vorkehrungen Durchleuchtung und Aufnahme mit dem Bildverstärker. Zu älteren Tischmodellen wird als Zusatzteil eine sog. Gallenplatte geliefert. Sie ist röntgendurchlässig und wird an Stelle der Beinplatten am Operationstisch angebracht.

Wer über keinen Röntgenbildverstärker, sondern nur über eine Aufnahmeröhre verfügt, benötigt keinen durchleuchtungsfähigen Tisch. Er braucht jedoch einen Kassettentunnel, eventuell mit Buckyblende. Dieser wird im Bereich des Operationsfeldes unter den Patienten geschoben und bedingt gleichzeitig eine milde Gallenlagerung. Während der Operation müssen die Kassetten nach Anheben der Abdeckung von der rechten Seite her gewechselt werden.

Der Bildverstärker steht an der linken Seite des Operationstisches, gegenüber dem Operateur, in Bereitschaft. Uns haben sich der Müller BV 20 und der Siemens Siremobil, beide mit Fernseheinrichtung, bewährt. Zur Durchleuchtung wird das Gerät von einem eingearbeiteten Pfleger an den mit einem Schutztuch abgedeckten Operationstisch herangefahren.

Das Radiomanometriegerät steht hinter dem Operateur an der rechten Seite des Tisches in Bereitschaft. Der Operateur steht mit der Schwester zusammen ebenfalls an der rechten Seite, damit diese beim Heranbringen und Anschluß des Radiomanometriegerätes die notwendige Assistenz leisten kann. Der 1. und 2. Assistent stehen an der linken Seite des Operationstisches.

Irrigator und Stromquelle für die Cholangioskopie sind bei jeder zu erwartenden Gallengangrevision vorbereitet. Das Cholangioskop wird erst bei Bedarf aus dem Aufbewahrungsbehälter entnommen. Saugung und Elektrochirurgiegerät stehen am Fußende des Tisches. Sie werden bei allen Operationen an den Gallenwegen gebraucht.

2. Instrumente und Nahtmaterial

Das erforderliche Instrumentarium stellen wir auf zwei Sieben bereit. Auf dem 1. Sieb befindet sich das normale Laparotomiebesteck und ein automatischer Bauchdeckensperrer aus Verwinyl. Er ist strahlendurchlässig und braucht während der Röntgenuntersuchung nicht entfernt zu werden. Da wir stets feine Instrumente benutzen, sind besondere Instrumente zur Präparation der Gallenwege nicht erforderlich.

Auf dem 2. Sieb befinden sich Galleninstrumente im engeren Sinne. Wir benötigen sie bei Eingriffen am Gallengang und an der Papille.

1 biegsame Uterussonde
1 Sortiment starrer Gallensonden mit Millimetereinteilung
1 Sortiment biegsamer Gallensonden nach Bakes
1 Sortiment biegsamer Gallenlöffel verschiedener Größe
1 Sortiment Steinzangen verschiedener Krümmung
2 Allisklemmen
20-ml-Rekordspritze mit Konus
Tiemann- und Nélatonkatheter Ch. 8 bis 18
T-Drains verschiedener Stärke
Papillensonde mit auswechselbaren Oliven nach Soler-Roig

Als Nahtmaterial verwenden wir Catgut plain und Polyesterfäden. Früher haben wir ohne Störungen auch Leinenzwirn verwendet. Die Auswahl des Nahtmaterials und die Fadenstärke werden bei den einzelnen Operationen besprochen. Für nichtresorbierbares Nahtmaterial wird im folgenden durchgehend die Bezeichnung Seide gewählt. Atraumatisches Nahtmaterial (Chromcatgut 000 und 0000) verwenden wir bei Eingriffen am Gallengang.

II. PRÄMEDIKATION UND ANÄSTHESIE

Ein modernes Narkoseverfahren ist empfehlenswert. Wir operieren in Intubationsnarkose mit Succinylrelaxation. Als Narkotikum wird entweder Lachgas-Sauerstoff-Halothane-Gemisch oder Neuroleptanalgesie verwendet.

Die Prämedikation bestimmt der Anästhesist. Der Patient erhält das in der Bauchchirurgie bewährte Gemisch aus Atosil, Dolantin und $^1/_2$ mg Atropin. Von manchen

Chirurgen wird für die Gallenchirurgie im Hinblick auf die intraoperative Manometrie eine spezielle Prämedikation verlangt. Dabei sollen alle Medikamente, die auf die Papille wirken (insbesondere Atropin) vermieden werden. Wir haben uns diesem Vorgehen nicht angeschlossen. Gerade Atropin ist für die Sicherheit der Narkose unentbehrlich. Der Anästhesist wird bei dem heutigen Stand der wissenschaftlichen Erkenntnis und im Hinblick auf die Rechtsprechung bei Narkosezwischenfällen auf Atropin nicht verzichten können.

Funktionelle Reaktionen des Sphinktersystems auf die Prämedikation müssen wir also im Interesse der Sicherheit des Eingriffs in Kauf nehmen. Sie sind ohnehin nicht vermeidbar, da eine ganze Reihe operativer Einflüsse das Sphinktersystem in unterschiedlichem Ausmaß beeinflußt (Narkose, operative Manipulationen, Kontrastmittelflüssigkeit, Füllungsdruck). Hierdurch entsteht in der Praxis ein unentwirrbares Knäuel von Reizen und Reaktionen, die das Ergebnis der intraoperativen Diagnostik undurchschaubar machen würden. Wir führen daher die intraoperative Diagnostik bewußt unter Atropinwirkung durch, die wir teils durch eine zusätzliche intravenöse Gabe verstärken (sog. primäre Pharmako-Radiomanometrie). Funktionelle Reaktionen des Sphinktersystems auf die verschiedenartigen Reize werden damit ausgeschaltet. Wir dürfen das um so eher tun, als eine intraoperative Dyskinesiediagnose nach dem oben Dargelegten ohnehin nicht exakt möglich ist, und überdies funktionelle Störungen in diesem Bereich kein Objekt chirurgischer Therapie sein sollten. Wir beschränken unsere Diagnostik nach pharmakologischer Ausschaltung funktioneller Einflüsse allein auf den organischen Prozeß.

III. ALLGEMEINE OPERATIONSTECHNIK AN DEN GALLENWEGEN

Der Erfolg in der Gallenchirurgie hängt auf die Dauer entscheidend vom Operationsstil ab. Großzügiges und forsches Operieren ist an den Gallenwegen niemals am Platze. Nur Präzision, besonnenes Vorgehen und filigrane Präparationsarbeit geben dem Eingriff Sicherheit. Präzisions- und Sicherheitschirurgie ist heute um so eher möglich, als die moderne Anästhesie die Operationsdauer zu einem zweitrangigen Problem gemacht hat. Das bedeutet nicht Beschränkung des Eingriffs auf das unbedingt Nötige, sondern Ausführung der sorgfältig indizierten Operation jeder Größenordnung mit schonender Technik unter optimalen Bedingungen bei Umgehung jeden vermeidbaren Risikos.

Im Mittelpunkt der Gallenchirurgie steht die Präparationstechnik. Sie soll atraumatisch, sauber und blutsparend sein. Ein blutüberströmtes Operationsfeld zeugt wider den Operateur. Jedes Gebilde, das durchtrennt wird, muß einzeln isoliert und bestimmt werden. Hierdurch meistern wir auch die zahlreichen Anomalien, die in dieser Gegend vorkommen. Sie sind niemals voraussehbar oder in einem verschwielten Situs zu erkennen. Die genaue Kenntnis aller anatomischen Möglichkeiten allein nützt im konkreten Einzelfall wenig, sie ist allenfalls eine stetige Warnung. Nur durch konsequente Anwendung einer subtilen, anatomiegerechten Präparationstechnik immer dicht am Gallenweg werden abnorme Abgänge erkannt und atypische Gefäßverläufe umgangen.

Für die scharfe Präparation benutzen wir die lange gebogene Präparierschere, für die stumpfe Präparation Overholtsche Klemmen verschiedener Krümmung und den Finger. Präparation durch Reiben mit dem Präpariertupfer wenden wir selten an.

IV. ZUGANGSOPERATION

Die Operationssystematik trennt einen Eingriff in Zugangsoperation und Organoperation. In den meisten operativen Sparten ist die Zugangsoperation ein einfacher standardisierter Eingriff. In der Gallenchirurgie kann bereits die Zugangsoperation enorme technische Schwierigkeiten und Gefahren heraufbeschwören. Wir verstehen unter der Zugangsoperation den Teil des Eingriffs, der sich von der Bauchdeckeninzision bis zur freien Darstellung der Organe des biliären Systems erstreckt. Erst nach vollständigem Abschluß der Zugangsoperation darf der 2. Teil des Eingriffs, die Operation an den Organen des biliären Systems selbst, begonnen werden.

1. Schnittführungen

Wir benötigen 2 Schnittführungen, den rechtsseitigen Rippenbogenrandschnitt oder den Transrektalschnitt. Die Wahl des Schnittes machen wir von der Form des Rippenwinkels abhängig. Bei spitzem Rippenwinkel wählen wir den Transrektalschnitt. In allen anderen Fällen bevorzugen wir den Rippenbogenrandschnitt.

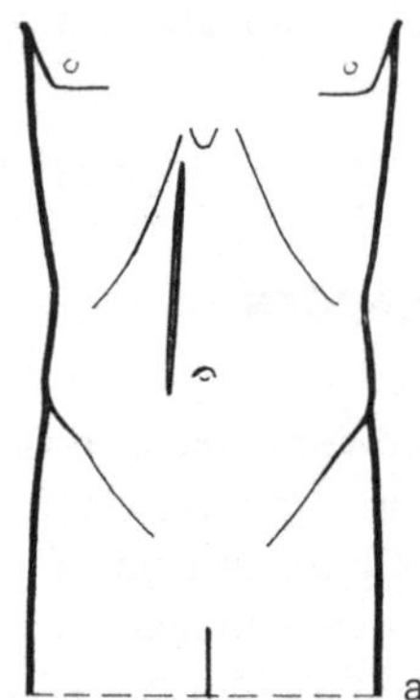
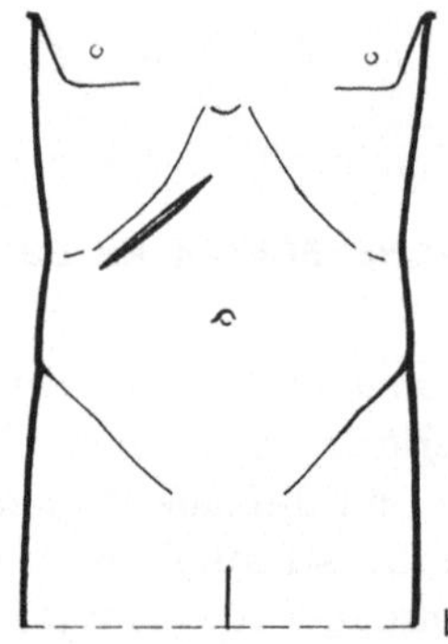

Abb. 46   Schnittführungen in der Gallenchirurgie. a) Transrektalschnitt bei spitzem Rippenwinkel. b) Rippenbogenrandschnitt bei weitem Rippenwinkel

2. Darstellung des Operationsfeldes

Nach Laparotomie orientieren wir uns durch Inspektion und Palpation über die Verhältnisse im Oberbauch: Magen, Zwölffingerdarm, Hiatusgegend, Bauchspeicheldrüse. Dann wenden wir uns der Gallenblasengegend zu. Ein automatischer Bauchdeckensperrer spreizt die Bauchwunde.

a) Einfache Cholelithiasis

Eventuell vorhandene Verwachsungen werden gelöst. Dann stellen wir das Operationsfeld mit 3 Abstopfungen und 2 Haken übersichtlich dar. Die erste 15 cm breite Abstopfung bedeckt Querdarm, Netz und Zwölffingerdarm. Ein darüber gelegter breiter, gebogener Haken zieht die Gebilde kaudalwärts. Die 2. Abstopfung liegt im lateralen unteren Wundwinkel. Sie hält die rechte Kolonflexur und evtl. hervorquellenden

Dünndarm zurück. Eine 3. Abstopfung wird medial plaziert und hält den Magen zurück. Der 2. Haken liegt auf der Leber. Er wird medial der Gallenblase plaziert. Durch die Benutzung des automatischen Bauchdeckensperrers und die systematische Anordnung von 3 Abstopfungen und 2 Haken (die vom 2. Assistenten gehalten werden), ist stets ein übersichtliches Operationsfeld vorhanden. Der 1. Assistent hat beide Hände frei (Abb. 47).

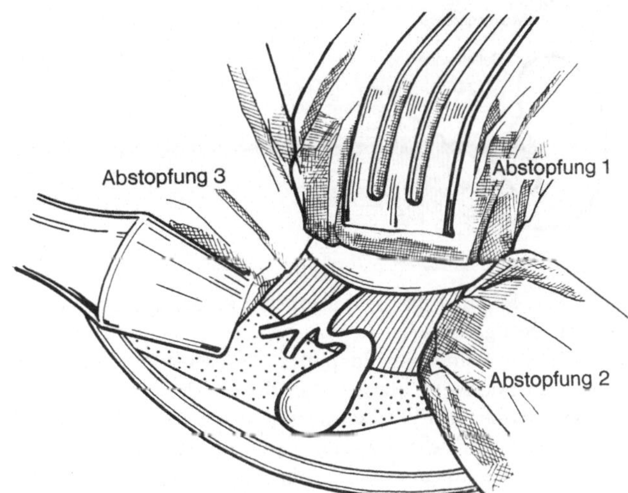

Abb. 47 Darstellen des Operationsfeldes mit 3 Abstopfungen und 2 Haken

b) Verwachsungskonglomerat im Oberbauch

Nach Laparotomie werden zunächst alle Adhäsionen im Inzisionsbereich beseitigt und dann der automatische Bauchdeckensperrer eingesetzt. Jetzt wenden wir uns dem Adhäsionskonglomerat zu. Wir rechnen stets mit dem Aufbrechen eines Abszesses, stopfen die Bauchhöhle entsprechend ab und bringen das Absaugrohr in Bereitschaft.

Es wäre falsch, nun an einer Stelle die Gallenblase freizulegen und an ihr entlang das ganze Gebilde auszuschälen und so zum Hauptgallengang zu gelangen. Vielmehr ist eine systematische und vollständige Aufblätterung des Adhäsionskonglomerats erforderlich, die zu einer übersichtlichen Darstellung des ganzen Gallenwegsystems führt. Fast immer ist die Gegend der Gallenblase und das Ligamentum hepatoduodenale durch einen doppelten Mantel von Gebilden bedeckt. Die äußere Schicht bildet der Querdarm mit dem Netz. Diese Schicht wird zuerst entfernt. Eventuelle Verletzungen des Darmes werden sofort nach den Regeln der Darmchirurgie versorgt. Auch jetzt lassen wir die bereits freiliegende Gallenblase noch unberührt und wenden uns der inneren Deckschicht zu. Diese wird vom Zwölffingerdarm gebildet. Der Zwölffingerdarm ist an die Gallenblase und an die Leberpforte herangezogen, so daß die Gebilde im Ligamentum hepatoduodenale von ihm völlig bedeckt sind. Das Duodenum wird vorsichtig abgelöst und der Duodenalbogen freigemacht. Jetzt entrollt sich geradezu das Ligamentum hepatoduodenale, und der Hauptgallengang und die Zystikuseinmündung liegen vor uns. Als letztes wird das Foramen Winslowi freigemacht. Dann setzen wir 3 Abstopfungen und 2 Haken in der beschriebenen Weise ein. Damit ist die Zugangsoperation beendet.

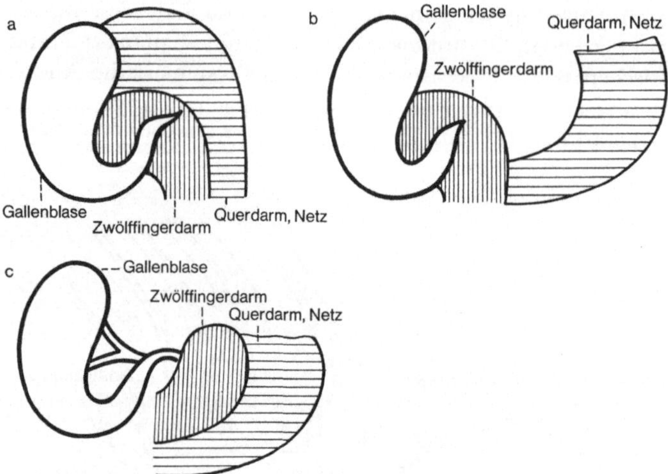

Abb. 48   Schema des Adhäsionskonglomerats im Oberbauch und seiner systematischen Aufblätterung.

a) Gallenwege sind von doppelter Deckschicht überlagert. Oberflächliche Schicht besteht aus Querdarm und Netz, die tiefe Schicht aus dem herangezogenen Zwölffingerdarm.

b) Die oberflächliche Deckschicht (Querdarm, Netz) ist abgelöst. Die Gallenwege sind noch von der tiefen Schicht (Zwölffingerdarm) bedeckt.

c) Beide Deckschichten sind abgelöst und das Ligamentum hepatoduodenale entfaltet. Gallenblase und Gallengänge liegen frei

Abb. 49   Adhäsionskonglomerat im Oberbauch I.
Zunächst Ablösen von Netz und Querdarm (1. Deckschicht)

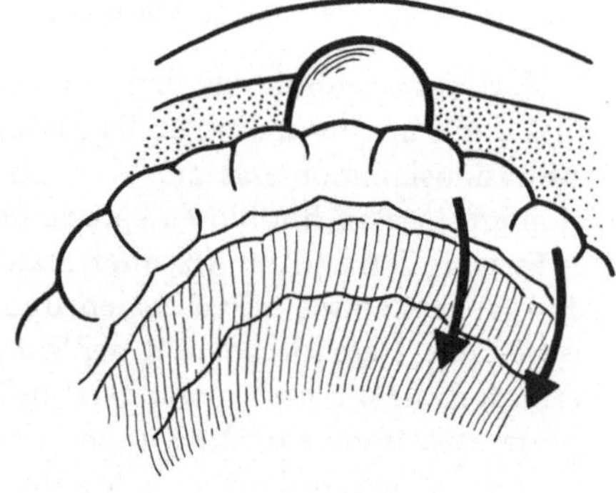

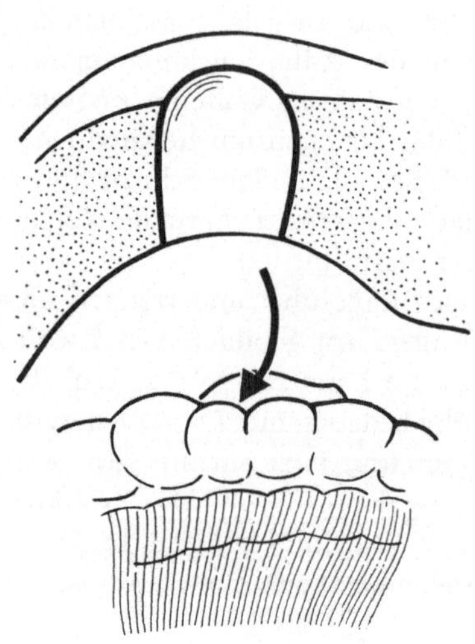

Abb. 50   Adhäsionskonglomerat im Oberbauch II.
Ablösen des Zwölffingerdarms (2. Deckschicht)

Abb. 51   Adhäsionskonglomerat im Oberbauch III. Netz, Querdarm und Zwölffingerdarm sind in systematischer Reihenfolge abgelöst. Jetzt entfaltet sich das Ligamentum hepatoduodenale. Das Foramen Winslowi wird geöffnet

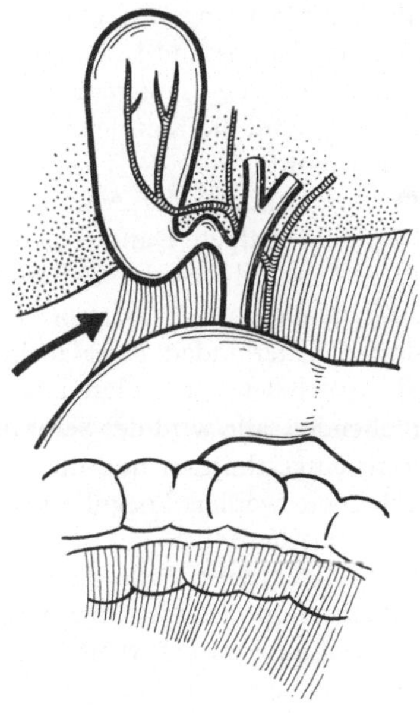

V. EINGRIFFE AN DEN GALLENWEGEN

1. Cholezystektomie

Die Entfernung der Gallenblase führen wir retrograd oder orthograd aus. Beim retrograden Vorgehen stellt man zuerst die Einmündung des Ductus cysticus in den Hauptgallengang dar. Die Gallenblase wird dann zum Fundus hin entfernt. Beim orthograden Vorgehen entfernt man die Gallenblase in umgekehrter Richtung, am Fundus beginnend in Richtung auf den Ductus cysticus. Dieser wird zuletzt durchtrennt.

Wir bevorzugen die retrograde Cholezystektomie. Sie ermöglicht zu Beginn des Eingriffs die entscheidend wichtige intraoperative Cholangiographie, die wir in der Regel transzystisch durchführen. Während der Entwicklung der Röntgenbilder wird dann die Gallenblase entfernt. Die Sicherheit des Eingriffs ist nicht vom retrograden oder orthograden Vorgehen abhängig. Wie schon gesagt, hängt sie entscheidend vom Operationsstil ab. Beide Techniken sollte der Chirurg kennen, damit er in Abhängigkeit von der anatomischen Situation das eine oder andere Verfahren anwenden kann. Jeder Operateur wird aber mit dem Verfahren, das ihm am meisten vertraut ist, die besten Erfolge haben.

a) Retrograde Cholezystektomie

❶ Anklemmen des Infundibulums. Wir beginnen mit der Präparation des Infundibulums. Es legt sich oft sackartig vor den Hauptgallengang, so daß dieser irrtümlich als Ductus cysticus angesehen und ligiert wird. Nach vorsichtiger Präparation und Anklemmen des Infundibulums mit einer Gallenblasenfaßzange ist diese Gefahr behoben. Durch Zug der Faßzange am Infundibulum streckt sich der Syphon. Wir präparieren an ihm entlang abwärts und gelangen so automatisch zum Ductus cysticus (Abb. 52).

❷ Freipräparieren des Ductus cysticus. Wir spalten den Serosaüberzug über dem Ductus cysticus und isolieren ihn bis zur Einmündung in den Hauptgallengang. Jetzt führen wir die transzystische Radiomanometrie durch. Nach Abschluß der Untersuchung wird die Kanüle entfernt, der Ductus cysticus mit Seide 00 unterbunden und durchtrennt.

❸ Unterbindung der Arteria cystica. Wir spalten den Serosaüberzug mit der Schere oder dem Skalpell. Dann folgen Präparation und Unterbindung der Arteria cystica oder ihrer Äste dicht an der Gallenblasenwand, weit entfernt vom Gallengang. Jeder Versuch, den Stamm der Arteria cystica präparatorisch bis zum Ursprung zu verfolgen und dort zu unterbinden, ist gefährlich und sollte unterbleiben (Abb. 53).

❹ Ausschälen der Gallenblase. Nach nochmaligem Abstopfen zum Schutz gegen ausfließende Galle wird der Serosaüberzug der Gallenblase 1 cm vom Umschlagrand entfernt eingeschnitten und die Gallenblase subserös entfernt. Eventuelle Blutungen im Leberbett werden koaguliert und anschließend mit einer heißen Abstopfung tamponiert (Abb. 54).

❺ Leberbettnaht. Falls kein Eingriff am Gallengang erforderlich ist, nähen wir das Leberbett mit Einzelcatgutnähten (Catgut 00). Eventuelle Blut- und Flüssigkeitsansammlung im Leberbett kann zwischen den Einzelnähten in die Gegend der Sicherheitsdrainage abfließen. Ist die subseröse Ausschälung gelungen, fassen wir bei der Naht nur den Serosarand und in der Tiefe des Leberbettes das Lebergewebe. Ist kein ordentlicher Serosasaum vorhanden, legen wir durchgreifende Nähte durch das Parenchym. Die Serosa über dem Gallengang und über dem Zystikusstumpf nähen wir nicht. Nachlaufendes Blut, Galle oder Lymphe soll in die Drainage abfließen. Bei Naht besteht die Gefahr eines Ergusses im Ligamentum hepatoduodenale mit Druck auf die Gallenwege und späterer Vernarbung (Abb. 55).

❻ Sicherheitsdrainage. Alle Eingriffe an den Gallenwegen beenden wir mit einer Sicherheitsdrainage. Wir benutzen ein dickes Gummidrain, das durch eine gesonderte Inzision nach außen geleitet wird. Die Spitze des Drains liegt im Foramen Winslowi (Abb. 55).

❼ Bauchdeckenverschluß nach den Regeln der Abdominalchirurgie.

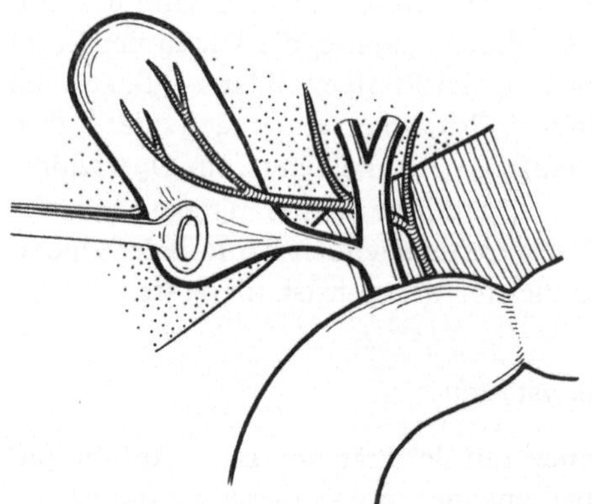

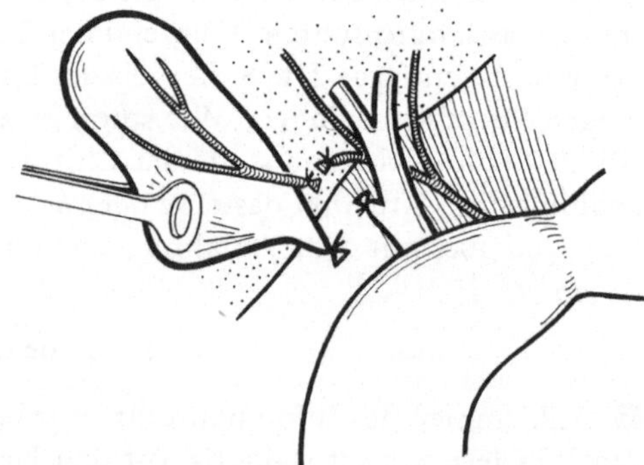

Abb. 52 Retrograde Cholezystektomie I. Anklemmen des frei präparierten Infundibulums und Spannen des Ductus cysticus

Abb. 53 Retrograde Cholezystektomie II. Unterbindung des Ductus cysticus dicht am Hauptgallengang und der Arteria cystica dicht an der Gallenblase

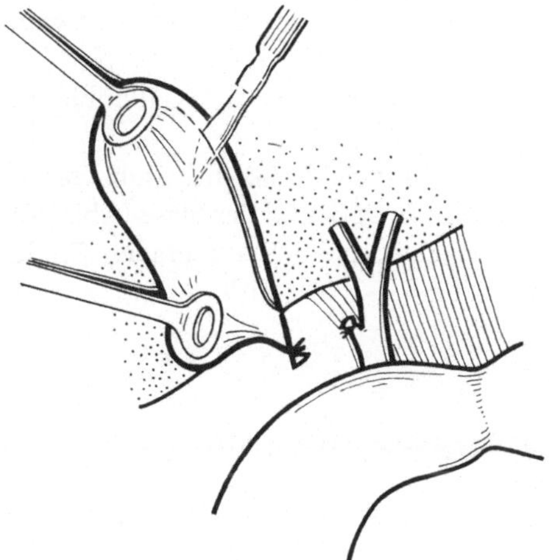

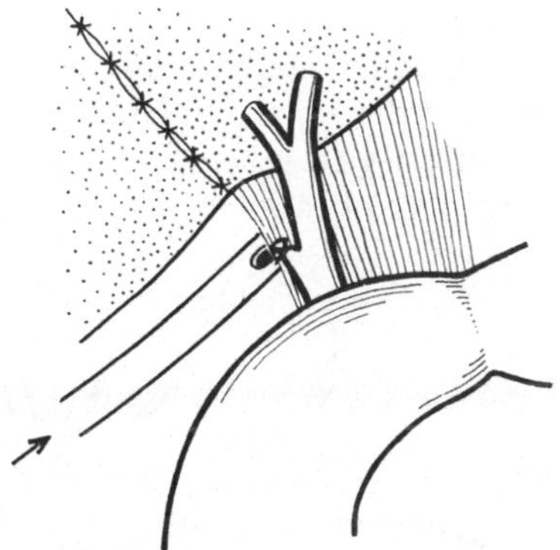

Abb. 54   Retrograde Cholezystektomie III.
Subseröses Ausschälen der Gallenblase

Abb. 55   Retrograde Cholezystektomie IV.
Leberbettnähte. Sicherheitsdrainage

b) Orthograde Cholezystektomie

❶ Anklemmen des Gallenblasenfundus mit der Faßzange. Inzision der Gallenblasen-
serosa mit dem Messer im Bereich der Gallenblasenkuppe (Abb. 56).
❷ Subseröse Ausschälung der Gallenblase aus dem Leberbett mit der gebogenen Präparierschere. Beginn der Ausschälung an der Serosainzision. Das abfließende Blut wird

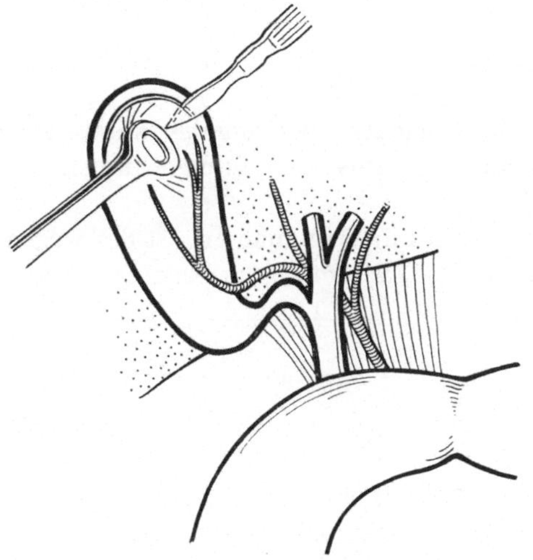

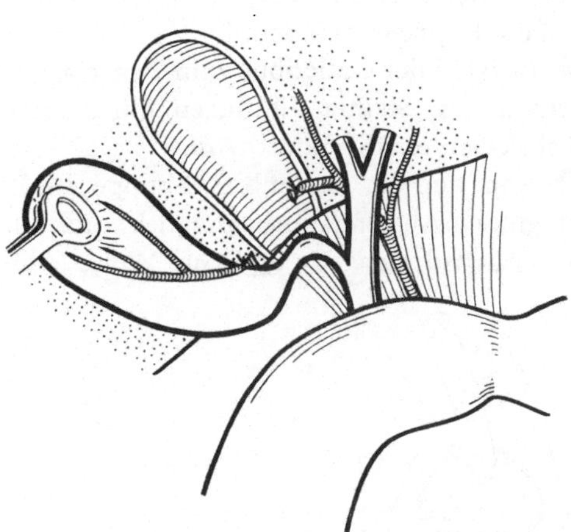

Abb. 56   Orthograde Cholezystektomie I.
Anklemmen des Gallenblasenfundus und
Einschneiden der Serosa an der Gallen-
blasenkuppe

Abb. 57   Orthograde Cholezystektomie II.
Subseröses Ausschälen der Gallenblase.
Unterbindung der Arteria cystica gallen-
blasennah

mit dem Sauger laufend weggesaugt. Wir halten uns dicht an der Gallenblasenwand und erreichen als erstes Gebilde die Arteria cystica.

❸ Unterbindung und Durchtrennung der Arteria cystica dicht an der Gallenblasenwand (Abb. 57).

❹ Isolierung und Unterbindung des Ductus cysticus mit Seide 00 dicht am Hauptgallengang. Durchtrennen des Ductus cysticus und Entfernen der Gallenblase (Abb. 58).

❺ Versorgung des Leberbettes und Sicherheitsdrainage wie bei der retrograden Cholezystektomie (s. S. 72).

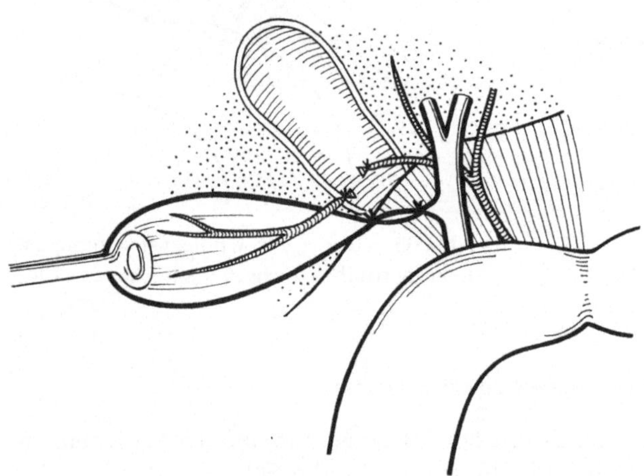

Abb. 58 Orthograde Cholezystektomie III.
Unterbindung des Ductus cysticus dicht am Hauptgallengang und Abtragen der Gallenblase

2. Cholezystostomie

Sie ist ein selten angewandtes Notverfahren. Wir führen sie gelegentlich noch beim Gallenblasenempyem älterer Patienten aus.

❶ Kleiner Transrektalschnitt im rechten Oberbauch. Anlegen einer Tabaksbeutelnaht auf der Kuppe der Gallenblase.

❷ Inzision der Gallenblase im Zentrum des Tabaksbeutels. Absaugen des Inhalts, Entfernen von Steinen. Einlegen eines dicken Gummidrains, das durch Knüpfen der Tabaksbeutelnaht fixiert wird.

❸ Anheften der Gallenblasenkuppe am Peritoneum mit Einzelnähten. Ist das wegen zu großen Abstands nicht möglich, umhüllen wir das Drain mit einer Netzmanschette. Sicherheitsdrainage in typischer Weise (Abb. 59).

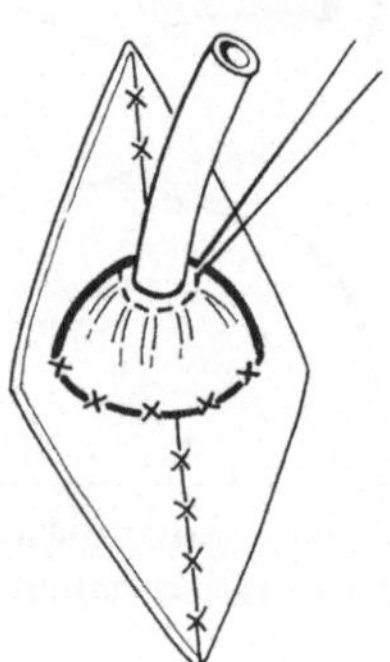

Abb. 59 Cholezystostomie.
Einnähen der Gallenblasenkuppe in den Bauchfellschlitz. Einlegen und Fixieren eines dicken Drainagerohres

3. Eingriffe am Gallengang

a) Choledochotomie

❶ Spalten der Serosa über dem Gallengang. Blutstillung mit spitzer Klemme und Ligatur (Catgut 000). Vorsicht bei Elektrokoagulation in der Umgebung des Gallenganges! Abstopfen des Foramen Winslowi.

❷ Anlegen von 2 Haltefäden am supraduodenalen Teil des Gallenganges (Catgut 0000, atraumatische Nadel). Längsinzision mit langem spitzen Skalpell. Erweitern des Schnittes mit der Schere. Inzisionslänge zunächst 1 cm (Abb. 60).

b) Gallengangrevision

Alle instrumentellen Manipulationen im Gallengang führen wir unter Kontrolle zwischen Daumen und 2. und 3. Finger der linken Hand aus. Zur Palpation der distalen Abschnitte des Gallenganges und der Papille empfiehlt sich die Inzision des Bauchfells seitlich des Zwölffingerdarms und die sparsame Mobilisierung des Duodenalbogens nach KOCHER.

Die Revision des Gallengangs erfolgt in systematischer Reihenfolge:

❶ Einführen der biegsamen Uterussonde zunächst leberwärts, dann darmwärts. Hiermit orientieren wir uns über den Verlauf der Gallenwege und über die Lage der Papille. Bei der Palpation über der Sonde werden gelegentlich Steine tastbar, die vorher der Palpation entgangen waren.

❷ Entfernen von Gallengangsteinen mit gebogenen Steinfaßzangen und biegbaren Gallensteinlöffeln.

❸ Probesondierung der Papille mit Gallensonden steigenden Kalibers. Die Papille soll für eine Sonde von 6 Millimeter Durchmesser gut durchgängig sein. Sie soll eine weiche Konsistenz und eine höchstens gummiartige Resistenz bei der Probesondierung aufweisen (Abb. 61).

❹ Spülen der Gallenwege, um noch vorhandene Steinbröckel und Blutgerinnsel zu entfernen. Vorschieben des Spülkatheters ins Duodenum. Ausbleibender Rückfluß der Spülflüssigkeit bestätigt noch einmal die freie Papillenpassage.

❺ Beendigung der Gallengangrevision mit einer Kontrollcholangioskopie. Nur hierdurch ist sichere Kontrolle über Steinfreiheit und den Grad einer Cholangitis möglich.

❻ Verschluß des Gallenganges unter Einnähen eines dünnen T-Drains nach KEHR (Abb. 62).

❼ Der Gallengang kann auch primär verschlossen werden. Man benutzt eine enge, fortlaufende Naht mit Chromcatgut 0000 und atraumatischer Nadel. Voraussetzung für den primären Gallengangverschluß ist die absolute Gewißheit, daß kein Abflußhindernis mehr vorliegen kann (Abb. 63).

c) Rekonstruktionen am Gallengang

Sie sind erforderlich bei Verletzungen, die im Laufe eines Eingriffs an den Gallenwegen entstehen und nach Resektion kurzstreckiger Strikturen. Wir prüfen zuerst, ob ein Substanzdefekt eingetreten ist oder nicht. Im letzten Falle liegen die durchtrennten Stümpfe spannungsfrei aneinander. Im ersten Fall muß eine ausgedehnte typische Mobilisation die Stümpfe einander nähern und eine spannungsfreie Naht ermöglichen. Jede End-zu-End-Naht des Gallengangs erfolgt über einem kalibrierenden T-Drain, das 3 Monate belassen wird.

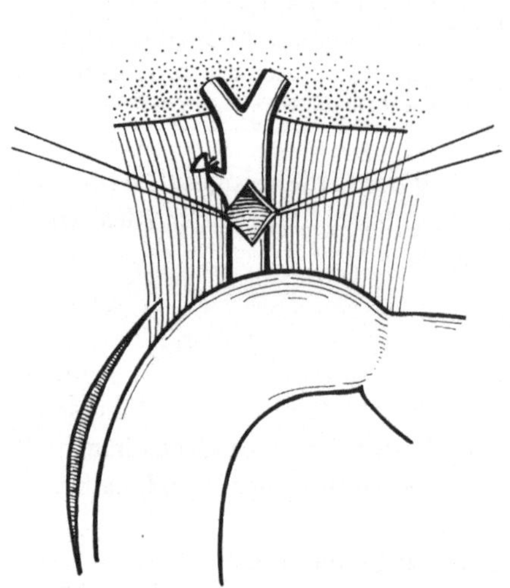

Abb. 60   Choledochotomie.
Gallengang zwischen Haltefäden eröffnet

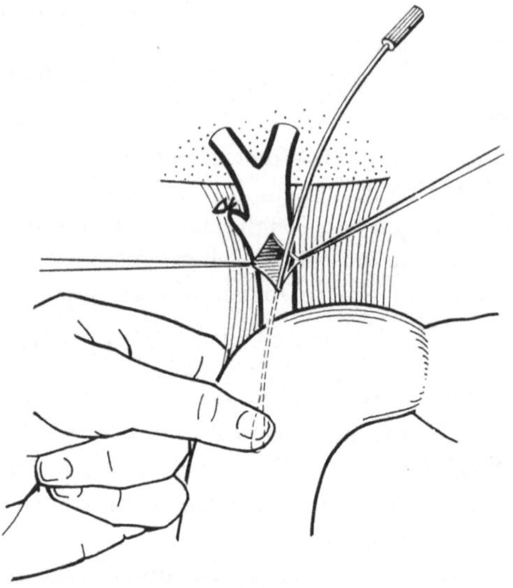

Abb. 61   Gallengangrevision. Einführen
der Gallensonde unter Fingerkontrolle

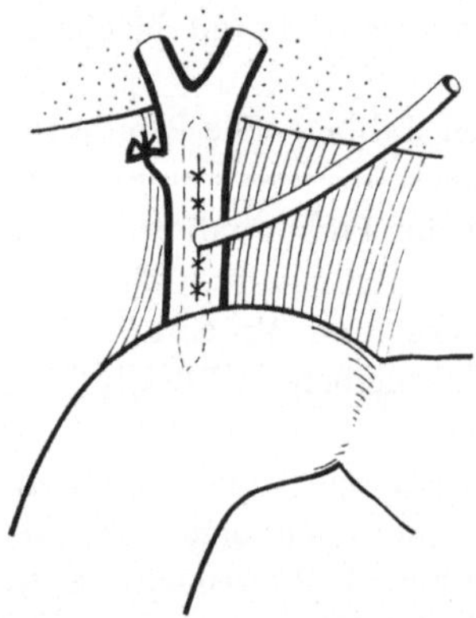

Abb. 62   Verschluß der Gallenganginzision
unter Einnähen eines dünnen T-Drains

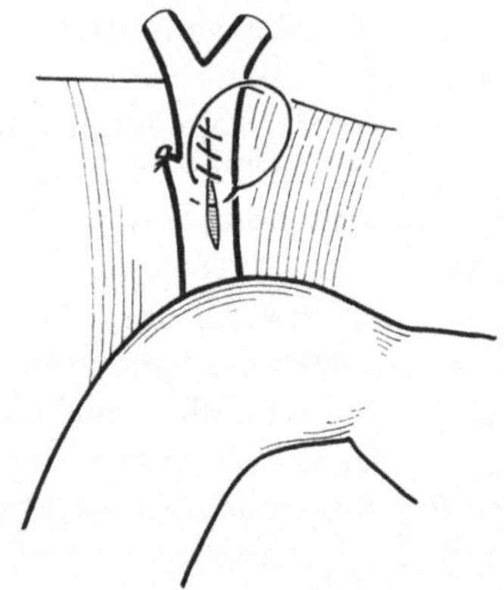

Abb. 63   Verschluß der Gallenganginzision
durch fortlaufende Naht

α) *End-zu-End-Naht des Gallengangs ohne Substanzverlust*

Die Naht erfolgt als einreihige Naht mit Einzelknopfnähten (Chromcatgut 000, atraumatische Nadel). Zur inneren Schienung legen wir ein T-Drain ein, dessen langer Schenkel durch eine gesonderte Inzision des Gallenganges herausgeleitet wird.

❶ Darstellen und sparsames Anfrischen der Schnittränder der Gallengangstümpfe.

❷ Naht der Hinterwand. Die Fäden werden zunächst gelegt, angeklemmt und erst nach Vollendung der Nahtreihe geknotet (Abb. 64).

❸ Einlegen eines kalibrierenden T-Drains von einer gesonderten Inzision aus (Abb. 65).

❹ Naht der Vorderwand mit Einzelknopfnähten, die alle Schichten fassen (Abb. 66).

❺ Falls möglich Decken des Nahtgebietes mit Peritoneum.

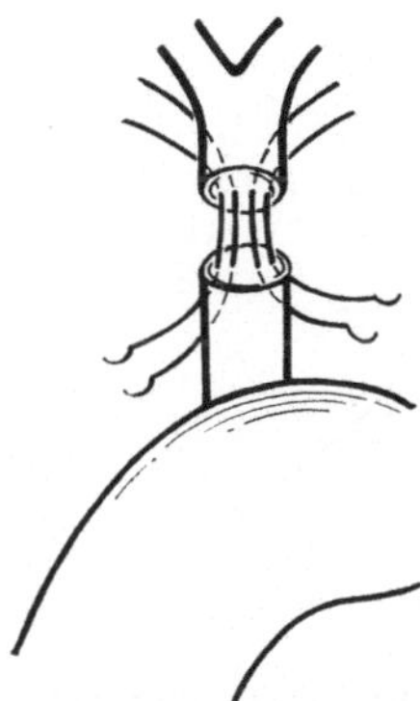

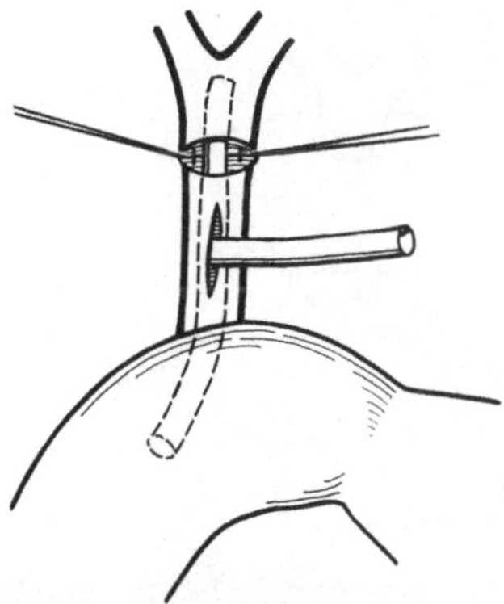

Abb. 64 End-zu-End-Naht des Gallenganges I.
Hinterwandnaht

Abb. 65 End-zu-End-Naht des Gallenganges II.
Einlegen eines kalibrierenden T-Drains von einer gesonderten Inzision aus

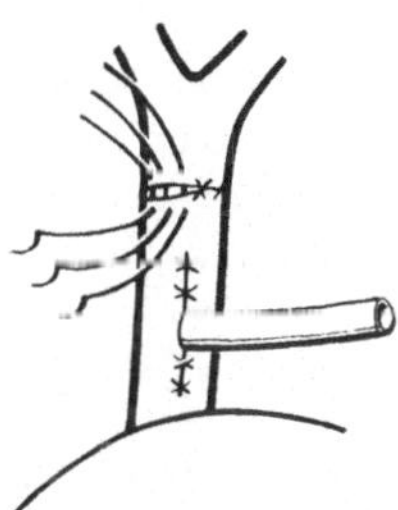

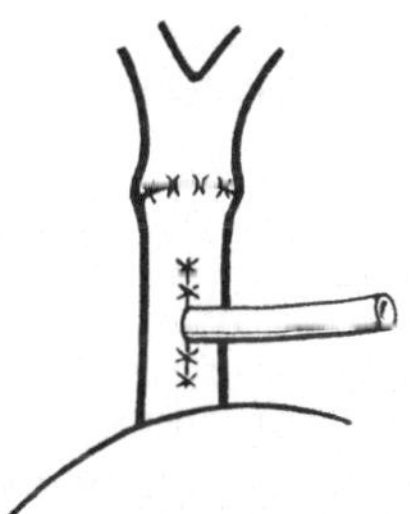

Abb. 66 End-zu-End-Naht des Gallenganges III.
Vorderwandnaht

Abb. 67 End-zu-End-Naht des Gallenganges (IV) über einen kalibrierenden T-Drain in einreihiger Nahttechnik beendet

β) End-zu-End-Naht des Gallengangs mit Substanzverlust

Die zu vereinigenden Gallengangstutzen müssen einander genähert werden. Das erfolgt nicht durch Mobilisation der isolierten Stümpfe, sondern dadurch, daß der untere Stutzen mit dem ganzen Duodenum-Pankreas-Block leberwärts verschoben wird.

❶ Darstellen und sparsames Anfrischen der Stümpfe.

❷ Inzision des Bauchfells seitlich des Duodenalbogens. Mobilisieren des Duodenums und des Pankreaskopfes nach KOCHER (Abb. 68).

❸ Verschieben des mobilisierten Blocks leberwärts bis die Gallengangstutzen spannungsfrei aneinander liegen (Abb. 69).

❹ End-zu-End-Naht des Gallenganges in der beschriebenen Technik.

4. Eingriffe an der Papille

Sie sind bei gutartigen Papillenstenosen, die im Rahmen des Gallensteinleidens auftreten, indiziert. Jeder Eingriff an der Papille beginnt mit einer Choledochusrevision. Dabei ergänzen wir die manometrische und radiologische Diagnostik durch die Probe-

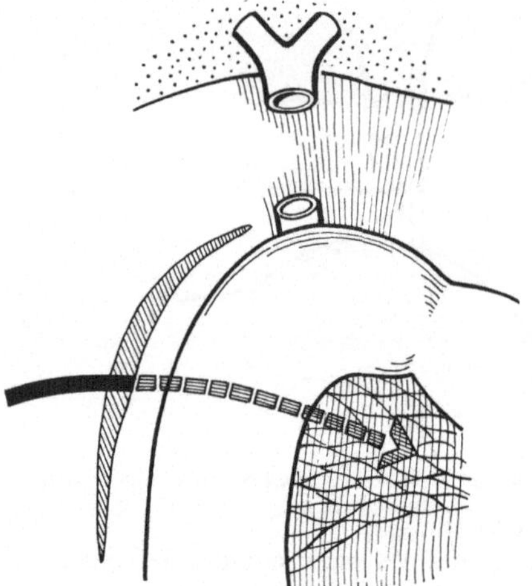

Abb. 68 End-zu-End-Naht des Gallenganges bei Substanzverlust I.
Ausgiebige Mobilisation des Duodenopankreasblocks nach Kocher

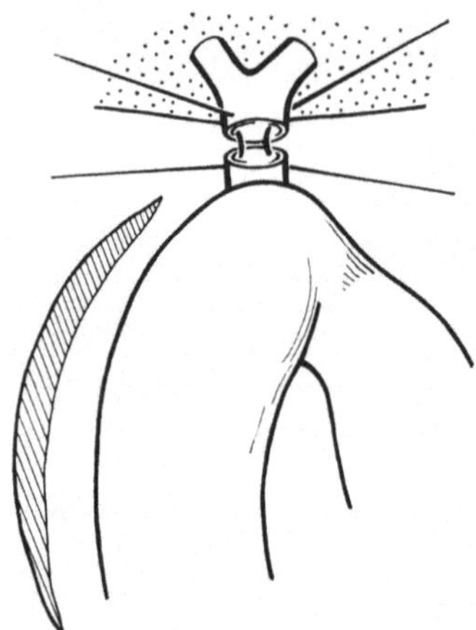

Abb. 69 End-zu-End-Naht des Gallenganges bei Substanzverlust II.
Vorschieben des mobilisierten Duodenopankreasblocks an die Leberpforte und Ausführen der End-zu-End-Naht in der beschriebenen Technik

sondierung. Sie gibt uns Aufschluß über Konsistenz und Dehnbarkeit der Papille. Zur Behandlung der Papillenstenose stehen verschiedene Verfahren zur Auswahl. Hier wird die Technik, im Kapitel operative Taktik (s. S. 98) die Indikationsstellung zu den einzelnen Verfahren besprochen.

a) Dehnung der Papille

Nachdem die Probesondierung Aufschluß über Lage und Konsistenz der Papille gegeben hat, führen wir Gallensonden steigenden Kalibers ein. Wir steigern millimeterweise und lassen bei Widerstand die Sonde einige Minuten liegen, ehe wir die nächst dickere Sonde einführen. Allmähliches Dehnen bis 6 Millimeter streben wir an. Die letzte Sonde bleibt wieder einige Minuten liegen. Dehnungen sollten nur bei weicher und gummiartig elastischer Papille durchgeführt werden. Gewebssprengungen sind zu vermeiden. Ist die Papille starr und narbig, so daß sie beim Dehnungsversuch aufbricht, ist die Bougierung sinnlos und muß durch einen direkten Eingriff an der Papille ersetzt werden. Bei gewaltsamer Sprengung der Striktur ist mit erneuter Narbenbildung und in der Regel stärkerer Verengung zu rechnen. Diese wird oft erst nach Monaten manifest.

b) Transduodenale Sphinkterotomie

❶ Der Eingriff beginnt mit der Freilegung und Mobilisierung des Duodenalbogens: Ablösen des Mesocolon transversum bis zur Flexura duodeni inferior. Inzision des Bauchfells seitlich des Duodenalbogens. Sparsame Mobilisation des Duodenums nach KOCHER (Abb. 70).
❷ Lokalisation der Papille durch Einführen der Uterussonde durch die Choledochotomie oder den Ductus cysticus unter Fingerkontrolle.

❸ Quere Inzision des Duodenums über der Papille. Müssen wir den Schnitt wegen ungünstiger Lage erweitern, wird ein T-Schnitt in Längsrichtung des Darmes nach oral oder aboral hinzugefügt (Abb. 71).

❹ Vorziehen der Papille mit zwei Allisklemmen, die seitlich der Papille je eine kräftige Schleimhautfalte fassen.

❺ Sondieren des Papillenlumens zunächst vom Gallengang aus mit einem Tiemannkatheter oder Ureterkatheter Ch. 8–10. Die durchgetretene Katheterspitze wird gefaßt und mit Klemme gesichert. Ist die Sondierung von proximal her nicht möglich, müssen wir von der Papillenspitze her sondieren. Dieser Weg ist problematisch. Versehentliches Sondieren des Pankreasganges und dadurch bedingte falsche Richtung bei der Spaltung muß bedacht werden (Abb. 72).

❻ Spalten der Papille über dem stramm gehaltenen Gummikatheter millimeterweise fortschreitend mit der elektrischen Nadel in 2 Etappen. In der 1. Etappe wird nur die Duodenalschleimhaut über der Papille in einer Länge von 20 mm gespalten und nach seitlich etwas abgeschoben. Sorgfältige Blutstillung durch Elektrokoagulation. In der Tiefe der Schleimhautinzision liegt jetzt die Gallengangwandung bloß. Sie wird in der nun folgenden 2. Etappe in etwas kürzerer Ausdehnung wie die Schleimhautinzision gespalten (10 bis 15 mm). Die Inzision der Vorderwand soll bei 11 Uhr beginnen und verläuft schräg nach lateral. Der ganze Sphinkter wird durchtrennt, so daß Gallensonden widerstandslos passieren (Abb. 73).

❼ Am oberen Schnittwinkel wird sofort die Schleimhaut des Darmes mit der des Gallenganges vernäht (Chromcatgut 0000, atraumatische Nadel). Dann werden am unteren Schnittende an beiden Lefzen ebenfalls zwei Eckhaltefäden geknüpft und auf diese Weise der gespaltene Papillenkanal entfaltet (Abb. 74).

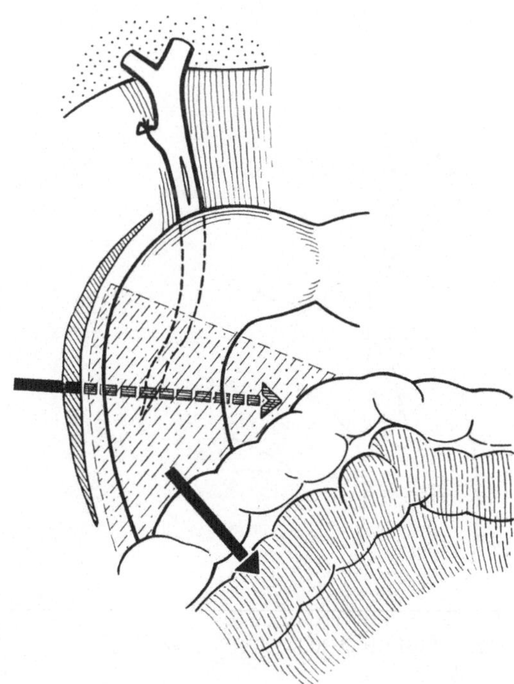

Abb. 70 Sphinkterotomie I.
Ablösen des Querdarmes und Darstellen des Duodenalbogens. Sparsame Mobilisation nach Kocher

❽ Aufsuchen der Mündung des Pankreasganges, meist kenntlich am Ausfluß von reichlich glasklarem Pankreassaft. Probesondierung des Pankreasganges mit Knopfsonde. Die Knopfsonde bleibt liegen, während nun zwischen den Eckhaltefäden weitere Nähte (Chromcatgut 0000, atraumatische Nadel) Darmschleimhaut und Gallengangwand vereinigen. Dann wird die Sonde entfernt. Keine Drainage des Pankreasganges, kein transpapilläres T-Drain. Wollen wir eine Pankreatikographie vornehmen, führen wir eine dünne Knopfkanüle in den Pankreasgang ein und injizieren unter Durchleuchtungskontrolle 3 bis 5 ml Urovison. Wir fertigen zwei Röntgenaufnahmen bei verschiedenen Füllungszuständen an (Abb. 75).

❾ Versorgung der Duodenostomie nach den Regeln der Darmchirurgie in zweireihiger Nahttechnik. Darüber wird das zurückgeschlagene Mesokolon transversum fixiert.

❿ Verschluß der Choledochotomie durch fortlaufende Naht (Chromcatgut 0000, atraumatische Nadel).

⓫ Spezialinstrumente zur Sphinkterotomie. Die Spaltung der Papille kann auch mit einer geknöpften Schere, deren eine Branche in das Papillenlumen eingeführt wird, erfolgen. Die bei diesem Scherenschlag auftretende Blutung stört erfahrungsgemäß die Übersicht erheblich, so daß wir dieses Verfahren nicht mehr anwenden.

An Stelle des Tiemannkatheters kann man biegsame Spezialsonden aus Metall oder Kunststoff benutzen. Bewährt hat sich die Sonde nach SOLER-ROIG, bei der die Spaltung der Papille mit dem Messer über einer Metallolive erfolgt. Wird gleichzeitig eine Probeexzision aus der Papille gewünscht, kann man die Papillotomiestanze nach SCHNEIDER verwenden.

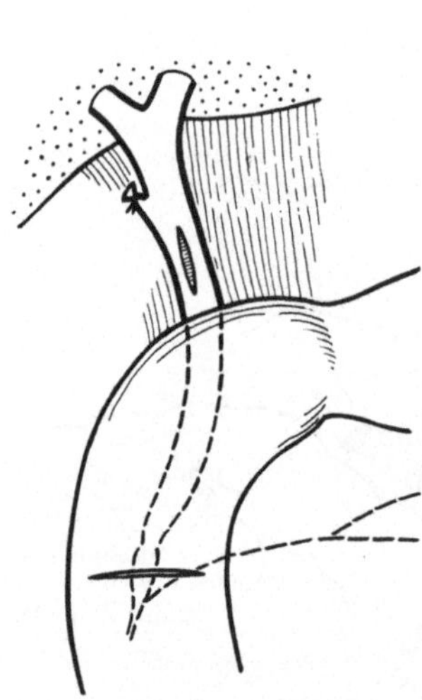

Abb. 71 Sphinkterotomie II.
Quere Eröffnung des Zwölffingerdarmes über der Papille

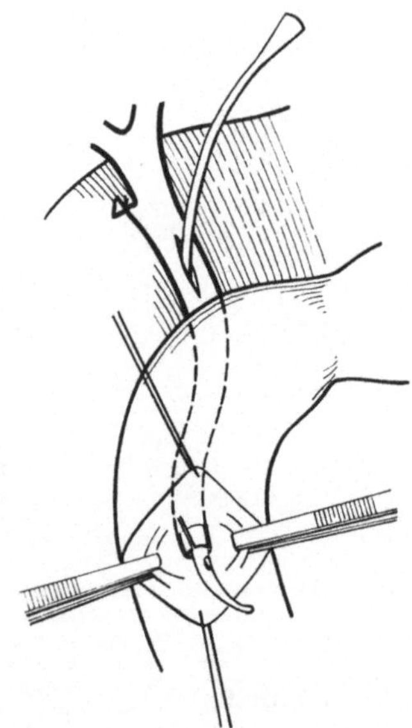

Abb. 72 Sphinkterotomie III.
Sondierung der Papille mit Tiemannkatheter. Vorziehen der Papille mit Allisklemmen

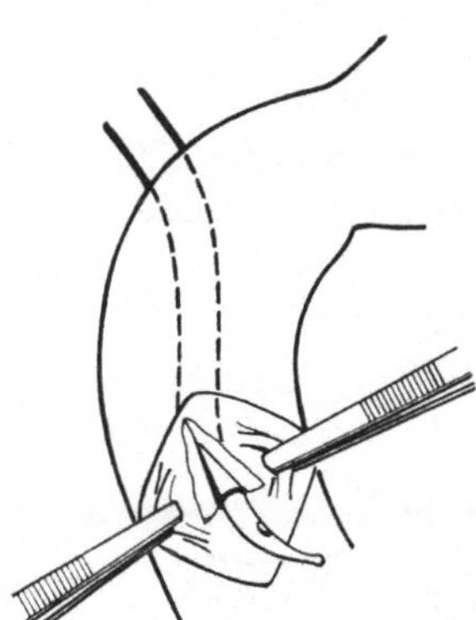

Abb. 73 Sphinkterotomie
IV.
Spalten der Papille in 2
Akten. 1. Akt: Spaltung
der Duodenalschleimhaut
(Abb.), 2. Akt: Spaltung
der Gallengangwand

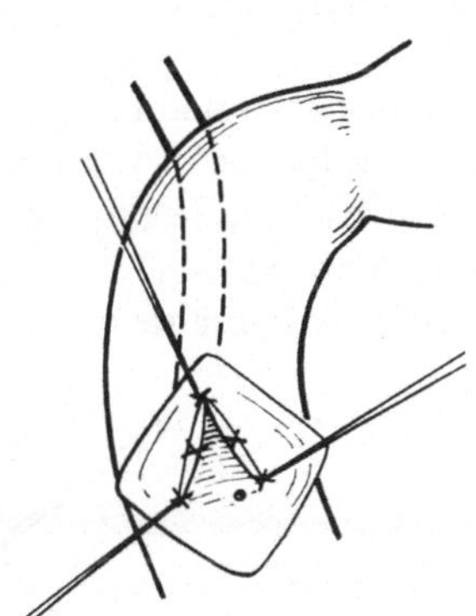

Abb. 74 Sphinkterotomie V.
Nach Spaltung der Papille Anlegen von 3 Eckhaltenähten
und gegebenenfalls Zwischen-
nähten, die Gallengangwand
und Duodenalschleimhaut
adaptieren

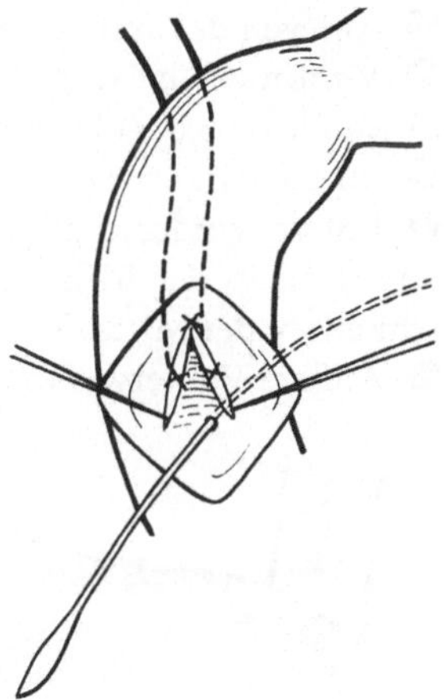

Abb. 75 Sphinkterotomie
VI.
Probesondierung des Pan-
kreasausführungsganges

5. Biliodigestive Anastomosen

Biliodigestive Anastomosen wenden wir in der Chirurgie des Steinleidens an bei gewissen Formen der Papillenstenose, bei den Röhrenstenosen, bei Narbenstrikturen, bei Verletzungsfolgen der Gallenwege und bei manchen Rezidiveingriffen zur endgültigen Sicherung des Gallenabflusses. Das zentrale Problem aller biliodigestiven Anastomosen ist die narbige Schrumpfung mit erneuter Verlegung des Gallenflusses. Die Erzielung einer genügend weiten Anastomose durchzieht die Technik dieser Eingriffe wie ein roter Faden. Hier wird die Technik der Operationen, im Kapitel operative Taktik (s. S. 98) die Indikationsstellung zu den einzelnen Verfahren besprochen.

Bei allen Anastomosen zwischen Gallengang und Darm muß die Gallenblase entfernt werden. Mit Anlegen der Anastomose entfällt nämlich die Füllungs- und Entleerungsmechanik der Gallenblase, so daß sie nur noch ein schlaffer, infektionsgefährdeter Sack ist.

a) Die Choledochoduodenostomie

Sie ist die am häufigsten angewandte biliodigestive Anastomose. Zahlreiche Schnittführungen sind praktikabel. Wir wählen die Längsinzision des Gallenganges und eine leicht v-förmige Inzision der gegenüberliegenden Duodenalvorderwand in Anlehnung an die adaptierende Dreiecksnaht von GÜTGEMANN (siehe Hepatikojejunostomie; S. 84). Anastomose in zweireihiger Nahttechnik mit Einzelknopfnähten. Äußere Nahtreihe Seide 000, innere Nahtreihe Catgut 000.

❶ Längsinzision des Gallenganges, 1,5 bis 2 cm lang bis dicht an den Zwölffingerdarm reichend (Abb. 76).

❷ Anlegen der äußeren Hinterwandnaht mit Einzelknopfnähten (Seide 000) (Abb. 77).

❸ V-förmige Inzision der Duodenalvorderwand. Blutstillung der Schleimhautgefäße durch Elektrokoagulation.

❹ Innere Hinterwandnaht durch Einzelknopfnähte (Catgut 000) (Abb. 78).

❺ Innere Vorderwandnaht mit einstülpenden Einzelknopfnähten (Catgut 000) nach dem Prinzip der Mikulicznaht. Zweckmäßig beginnt die Naht an beiden Ecken und schließt in der Mitte der Nahtreihe (Abb. 79).

❻ Äußere Vorderwandnaht mit Einzelknopfnähten (Seide 000) (Abb. 80).

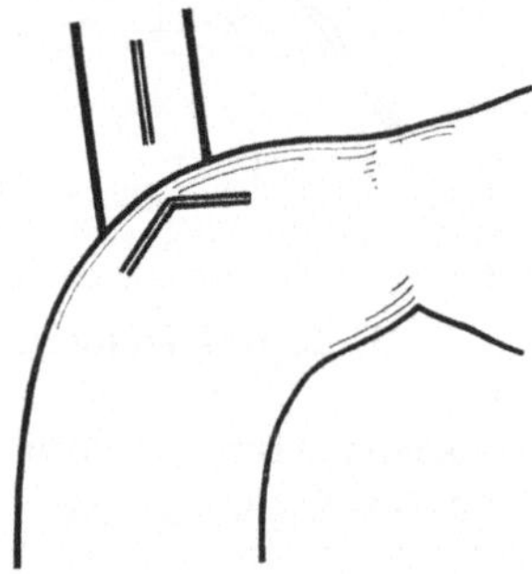

Abb. 76   Choledochoduodenostomie I. Schnittführung: Längsschnitt am Gallengang. Leicht V-förmiger Schnitt am Darm

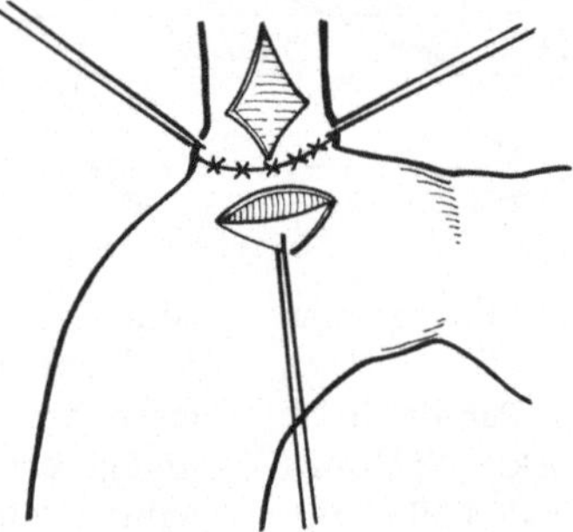

Abb. 77   Choledochoduodenostomie II. Äußere Hinterwandnaht

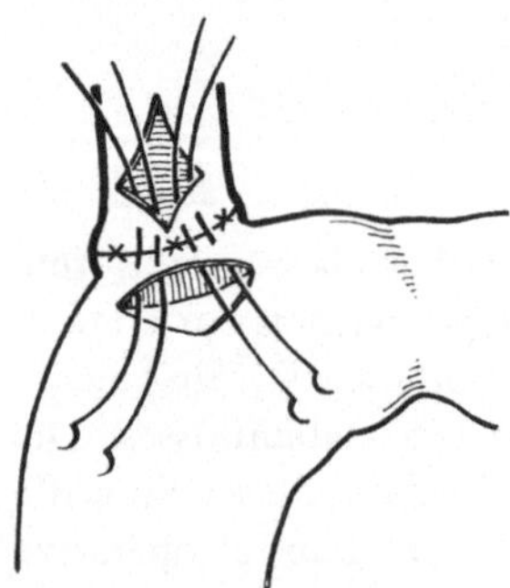

Abb. 78   Choledochoduodenostomie III. Innere Hinterwandnaht

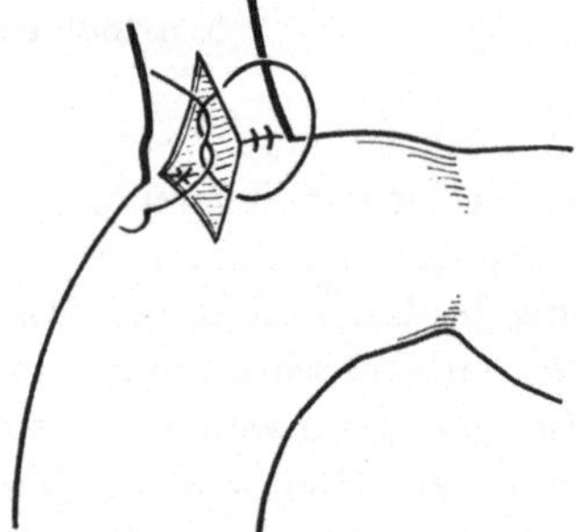

Abb. 79   Choledochoduodenostomie IV. Innere Vorderwandnaht

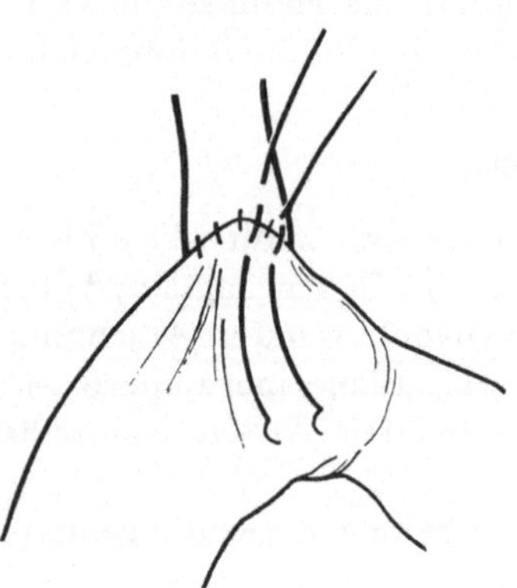

Abb. 80   Choledochoduodenostomie V. Äußere Vorderwandnaht. Anastomose beendet

b) Hepatikojejunostomie (Seit-zu-Seit)

Diese Anastomose legen wir an Stelle einer an sich indizierten Choledochoduodeno-stomie an, wenn wegen extremer Vernarbung oder sulziger Entzündung der Duodenal-wand eine Anastomose mit dem Duodenum zu riskant erscheint. Mit gesundem Jejunum läßt sich die Anastomose risikoarm durchführen.

Zur Anastomose der Gallenwege mit dem Jejunum verwenden wir stets eine y-för-mig nach Roux ausgeschaltete 50 cm lange, am Ende blind verschlossene Jejunum-schlinge. Diese wird antekolisch hochgeführt und der Leberpforte zwanglos angelagert. Stets ist genügend Material zur spannungsfreien sicheren Anlage der Anastomose vor-handen. Die Verwendung einer ausgeschalteten Y-Schlinge bietet weitgehend Schutz vor Reflux von Speisebrei in die Gallenwege.

❶ Ausschalten der 50 cm langen Y-Schlinge nach Roux. Als Durchtrennungsstelle wird die 2. Jejunumschlinge gewählt. Im Bereich der Durchtrennungsstelle muß die darmnahe Gefäßarkade durchtrennt werden. Bei der weiteren Mobilisation und Stie-lung wird streng auf Erhaltung der peripheren Arkade geachtet (Abb. 81a).

❷ Durchtrennen des Darmes und Blindverschluß des aboralen Schenkels mit Hilfe des Klammernähapparates oder nach einem anderen Verfahren.

❸ Die ausgeschaltete Schlinge wird antekolisch hochgeführt und liegt bogenförmig, spannungsfrei dem Gallengang an (Abb. 82).

❹ Anastomose zwischen Längsinzision im Ductus hepaticus und Jejunum nach den Regeln, die bei der Choledochoduodenostomie (S. 82) beschrieben sind.

❺ Wiederherstellen der Dünndarmkontinuität durch End-zu-Seit- oder anisoperistal-tische Seit-zu-Seit-Anastomose (Abb. 81b).

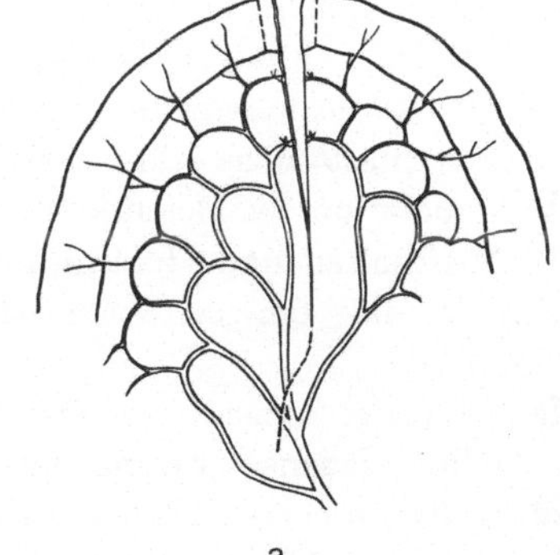

Abb. 81 a) Y-förmige Ausschaltung einer Jejunumschlinge nach Roux zur Anastomosierung mit den Gallen-wegen I

a

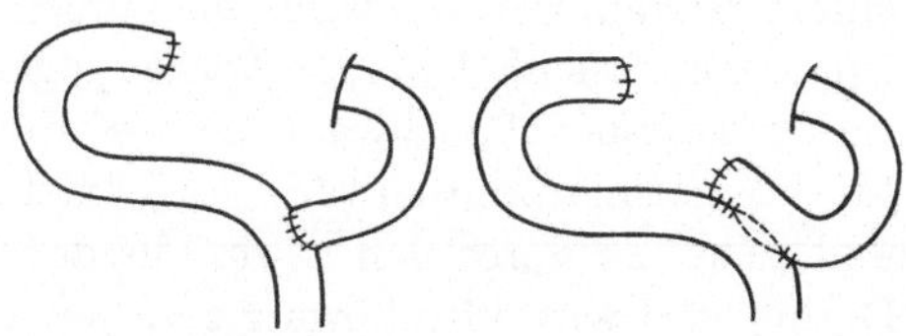

b) Y-förmige Ausschaltung einer Jeju-numschlinge. II.
Wiederherstellung der Darmkontinuität durch End-zu-Seit- oder Seit-zu-Seit-Anastomose

b

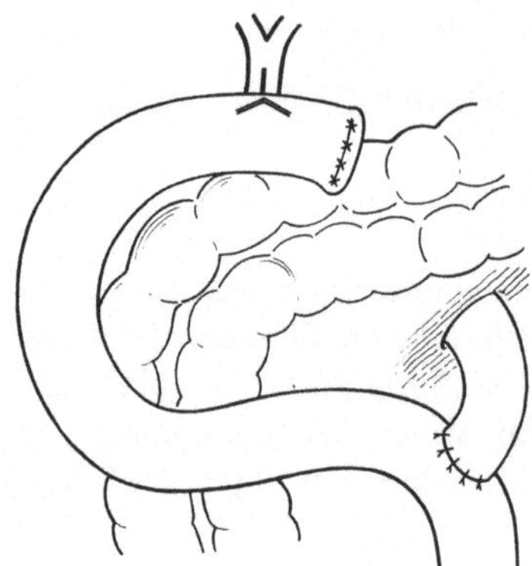

Abb. 82   Hepatikojejunostomie Seit-zu-Seit.
Anlegen der Y-förmig ausgeschalteten Jejunumschlinge
an die Leberunterfläche. Schnittführung

c) Hepatikojejunostomie (End-zu-Seit)

Die Anastomose des relativ engen Hepatikusquerschnitts mit dem Darm ist in hohem Maße durch Narbenschrumpfung bedroht. Wenn wir den Hepatikusquerschnitt direkt mit Darm anastomosieren, sprechen wir von der Zirkuläranastomose. Sie ist nur zulässig, wenn sie über einer kalibrierenden Endoprothese (mindestens 3 Monate) durchgeführt wird. Sie bleibt dennoch problematisch, da wir noch bis 2 Jahre nach der Anastomose mit Narbenschrumpfung rechnen müssen.

Das beste Verfahren ist gegenwärtig die Anastomose mit Hilfe der adaptierenden Dreiecksplastik nach GÜTGEMANN. Sie beruht auf der Anwendung des Y-V-Prinzips der plastischen Chirurgie. Durch eine entsprechende Schnittführung gelingt es, den Anastomosenumfang so nachhaltig zu erweitern, daß eventuelle Schrumpfungen keine Auswirkung mehr haben. Dieses Verfahren ist theoretisch gut fundiert und hat sich in der Praxis bereits so gut bewährt, daß wir es als alleiniges Verfahren für die Anastomose des Hepatikusquerschnitts mit dem Darm empfehlen. Eine gesonderte Schilderung der Zirkuläranastomose erübrigt sich.

❶ Präparation des Hepatikusstutzens und Längsspaltung der Vorderwand (Abb. 83).

❷ Ausschalten und Heranführen der Jejunumschlinge an die Leberunterfläche. Dort wird sie mit einigen Seidennähten hinter dem vorgesehenen Anastomosenbereich fixiert.

❸ V-förmige Inzision der Darmvorderwand. Anlegen von 2 Eckhaltefäden und eines Zipfelhaltefadens (Chromcatgut 000) (Abb. 84).

❹ Zwischen beiden Eckhaltenähten Naht der Hinterwand mit durchgreifenden Einzelknopfnähten (Chromcatgut 000).

❺ Sicherheitshalber können wir nun zur Entlastung der Anastomose eine Endoprothese einlegen. Wir benutzen ein T-Drain, das durch Ausschneiden eines Dreiecks zu einem Y-Drain gebogen wird. Die kurzen Schenkel schieben wir in die Ductus hepatici. Am langen Schenkel werden Löcher angebracht. Dann wird die Darmschlinge dort, wo sie der lateralen Bauchwand anliegt, durch Stichinzision geöffnet und eine schlanke Kornzange anastomosenwärts vorgeschoben. Sie faßt den langen Schenkel des T-Drains und zieht ihn durch den Darm aus der Stichinzision heraus. Die Durchtrittstelle des Drains wird witzelfistelförmig gesichert und anschließend das Drain durch die Bauchwand nach außen geleitet.

6 Jetzt erfolgt die Naht der Vorderwand mit einstülpenden Einzelknopfnähten (Chromcatgut 000). Hierdurch wird der Darmwandzipfel in den Hepatikusspalt genäht (Abb. 85).

7 Fixation des Darmes an der Leberunterfläche seitlich und vor der Anastomose mit einigen Seideneinzelnähten (Abb. 86).

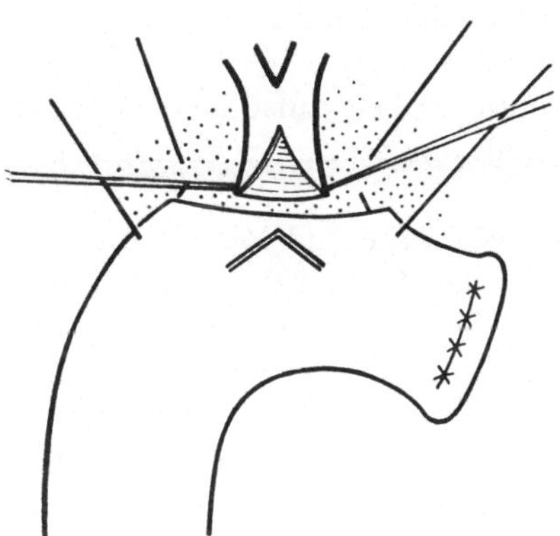

Abb. 83 Hepatikojejunostomie End-zu-Seit I.
Präparation und Längsspalten des Hepatikusstutzens. Fixation der ausgeschalteten Jejunumschlinge an Leberunterfläche. V-förmige Schnittführung am Darm

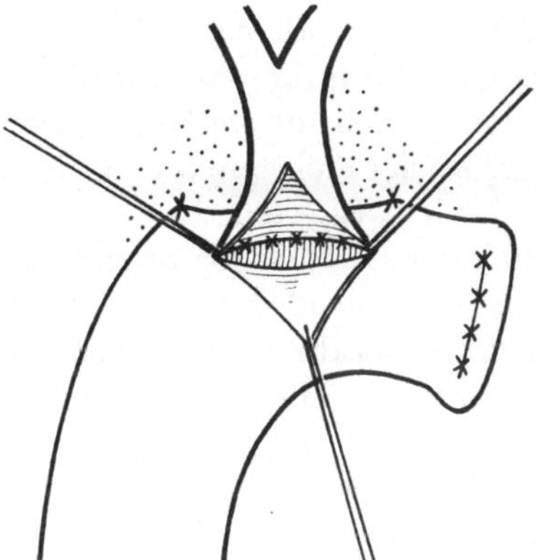

Abb. 84 Hepatikojejunostomie End-zu-Seit II.
Naht der Hinterwand

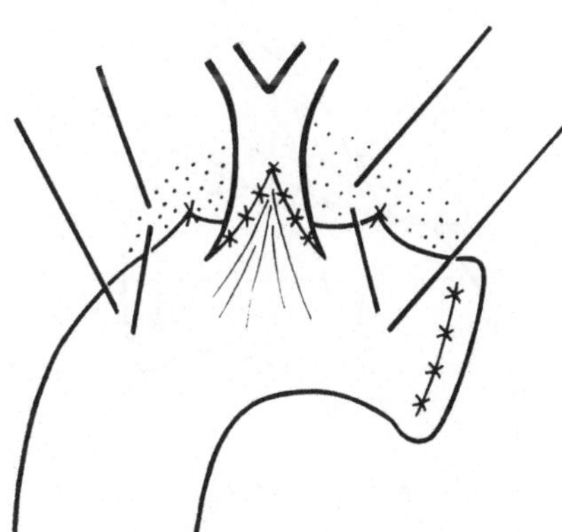

Abb. 85 Hepatikojejunostomie End-zu-Seit III.
Zipfel in Schlitz eingeschlagen. Vorderwandnaht. Vordere Aufhängenähte an Leberunterfläche

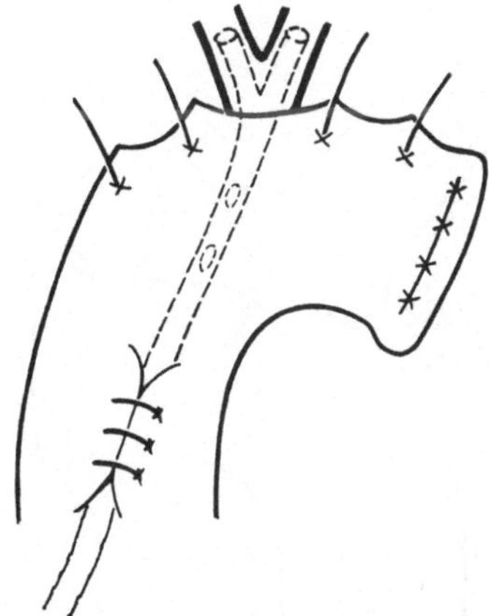

Abb. 86 Hepatikojejunostomie End-zu-Seit (IV) mit eingelegter temporärer Endoprothese, die witzelfistelförmig aus dem Darm nach außen geleitet wird

d) Anastomose des Jejunums mit einer Hilustasche

Die sog. Hilustasche ist meist Folge des Verlustes der extrahepatischen Gallenwege durch operative Verletzung. Der Gallengang ist im Hilus narbig verschlossen. Es besteht ein Ikterus. Auch bei dieser Anastomose müssen wir Vorkehrungen gegen eine Schrumpfung treffen. Da der Ductus hepaticus communis meist ganz fehlt, spalten wir nach dem Vorschlag von BAUMANN die Hilustasche bis weit in den rechten oder meist in den linken Ductus hepaticus auf. So schaffen wir eine sehr breite Öffnung des Gallenwegsystems, das nach den Prinzipien der adaptierenden Dreiecksplastik GÜTGEMANNS mit dem Darm verbunden wird.

❶ Darstellen der Leberpforte. In langwieriger Präparationsarbeit Aufsuchen der Hilustasche. Wird bei der Probepunktion Galle aspiriert, Eröffnung der Tasche. Reinigen und Spülen des Gallenwegsystems.

❷ Mit Hilfe der Uterussonde orientieren wir uns über Weite und Verzweigung der intrahepatischen Gallenwege. Nach Orientierung über den Verlauf der Arterien wird die eröffnete Hilustasche in den linken Ductus hepaticus proprius hineingespalten. Auf diese Weise entsteht eine weite Gallenöffnung im Hilus, die mit 3 Haltefäden versehen wird.

❸ Heranführen der y-förmig nach ROUX ausgeschalteten Jejunumschlinge an die Leberpforte. Sie wird an dem Narbengewebe hinter der Gallenöffnung mit Einzelseidennähten fixiert.

❹ V-förmige Inzision der Darmwand unter Bildung eines großen Zipfels. Naht der Hinterwand mit durchgreifenden Einzelknopfnähten (Chromcatgut 00) (Abb. 88).

❺ Einlegen der Y-Endoprothese in der beschriebenen Technik.

❻ Naht der Vorderwand unter Benutzung des Darmwandzipfels mit durchgreifenden, einstülpenden Einzelknopfnähten (Chromcatgut 00) (Abb. 89).

❼ Annähen des Jejunums an das Narbengewebe der Leberunterfläche seitlich und vor der Anastomose. Hierdurch wird ein guter Abschluß erzielt.

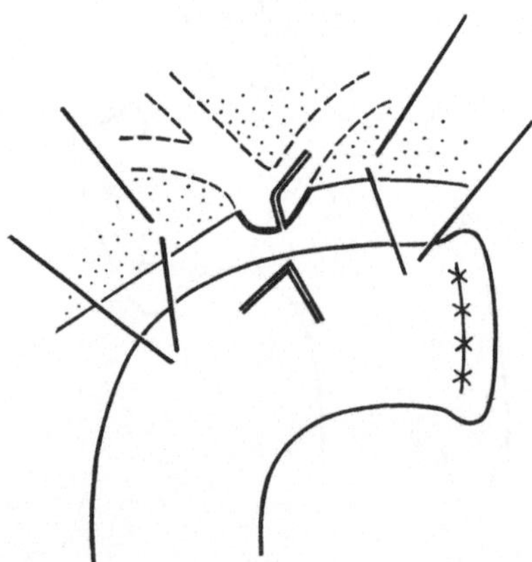

Abb. 87　Anastomose mit der Hilustasche I.
Präparation der Hilustasche und Aufspalten in den linken Leberast. V-förmige Schnittführung am Darm

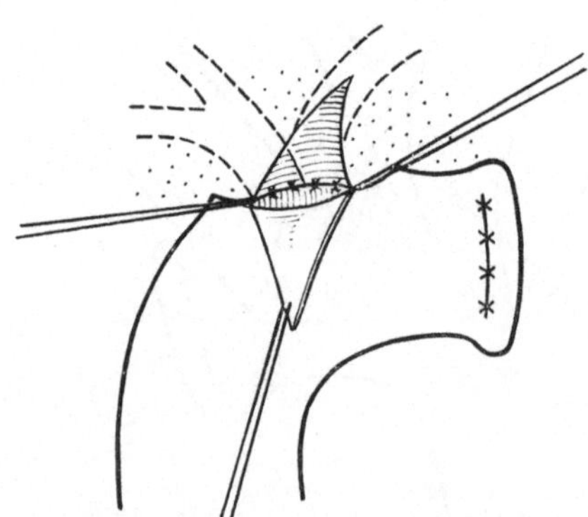

Abb. 88　Anastomose mit der Hilustasche II.
Naht der Hinterwand

Abb. 89 Anastomose mit der Hilustasche III.
Einschlagen des Zipfels. Naht der Vorderwand. Vordere Aufhängenähte an Leberunterfläche

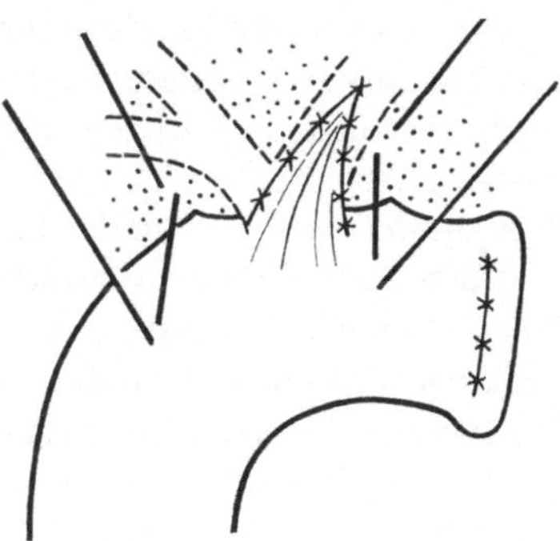

e) Hepatojejunostomie

Dieser Eingriff ist in der Gallensteinchirurgie nur ganz selten erforderlich, wenn nämlich die äußeren Gallenwege völlig verloren gegangen sind und im Hilus kein Gallengangrest mehr auffindbar ist. Immer besteht Ikterus, die Leber ist derb und oft zirrhotisch verändert. Meist sind mehrere vergebliche Rekonstruktionsversuche vorangegangen.

Bei der Originalmethode von LONGMIRE wird der ganze linke Leberlappen reseziert und der auf der Schnittfläche freiliegende Gallengangquerschnitt mit dem Darm anastomosiert. Wir verwenden die Modifikation nach COINAUD. Dabei wird das laterokaudale Segment des linken Leberlappens reseziert und der Segmentgang mit einer y-förmig ausgeschalteten Jejunumschlinge anastomosiert. Die Operation wird erleichtert durch die immer vorliegenden Stauungsveränderungen der Leber. Die Blutung ist geringer, die Nähte halten in dem derben Gewebe besser als in einer normalen weichen Leber.

❶ Die Ausweitung des Operationsplanes zur Hepatojejunostomie erfordert eine Erweiterung der Schnittführung zur Darstellung des linken Leberlappens. Bei primärem Transrektalschnitt Erweiterung durch einen queren T-Schnitt. Bei primärem Rippenbogenrandschnitt Verlängerung zum bogenförmigen Oberbauchquerschnitt (Abb. 90).

❷ Mobilisieren und Vorziehen des linken Leberlappens durch Einkerben des Ligamentum teres und Durchtrennung des Ligamentum falciforme.

❸ Bestimmung der Resektionsgrenzen des laterokaudalen Segmentes und oberflächliche Inzision der Leber in diesem Bereich. Anschließend wird das Segment, Zentimeter um Zentimeter tiefergehend, stumpf mit dem Finger reseziert. Alle sich anspannenden Gefäße werden mit Klemmen gefaßt und durchtrennt (Abb. 91).

❹ Vorsichtiges Isolieren des Segmenthilus. Der immer stark erweiterte Gallengang wird als Stutzen präpariert und mit Haltefäden versehen. Er wird zunächst durch eine das Lumen füllende Gallensonde verschlossen. Die Blutstillung der Resektionsfläche wird komplettiert und anschließend das ganze Gebiet mit einem feuchten Tuch abgestopft.

❺ Wir wenden uns jetzt dem Dünndarm zu. Eine 50 cm lange Jejunumschlinge wird in typischer Weise nach ROUX y-förmig ausgeschaltet und retrokolisch in den linken Oberbauch verlagert.

❻ Die ausgeschaltete, blind verschlossene Dünndarmschlinge wird der Leberresektionsfläche angelagert. Hinterwandnaht mit Seide 00. Dabei wird der Darm mit der ganzen Hinterkante der Resektionsfläche breit und tiefgreifend vernäht.

❼ Jetzt wird gegenüber dem Segmentgang die Darmwand in 1 cm Länge inzidiert. Es folgt die Zirkuläranastomose des Gallenganges mit dem Darmlumen End-zu-Seit mit durchgreifenden Einzelknopfnähten (Chromcatgut 00) über einer temporären Endoprothese (Abb. 92).

❽ Naht der Vorderkante der Leberresektionsfläche mit dem Darm durch kräftige Einzelseidennähte, nachdem zwischen Darm und Leberresektionsfläche eine Redonsaugdrainage eingelegt wurde. Wir müssen nämlich für einige Tage mit Gallensekretion aus der Resektionsfläche rechnen (Abb. 93).

❾ Einnähen der Jejunumschlinge in den Mesokolonschlitz. Ausgiebige Drainage des Operationsgebietes.

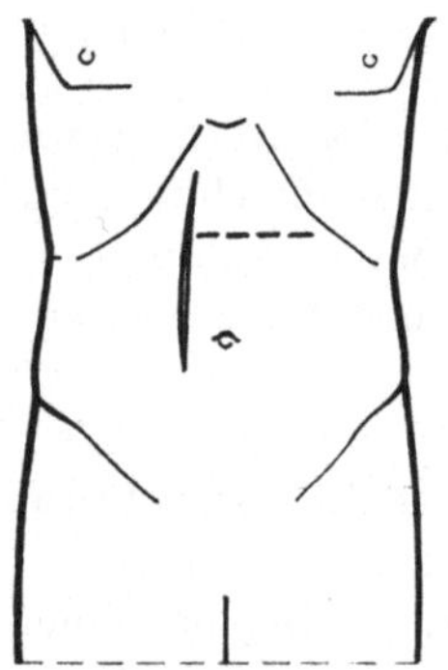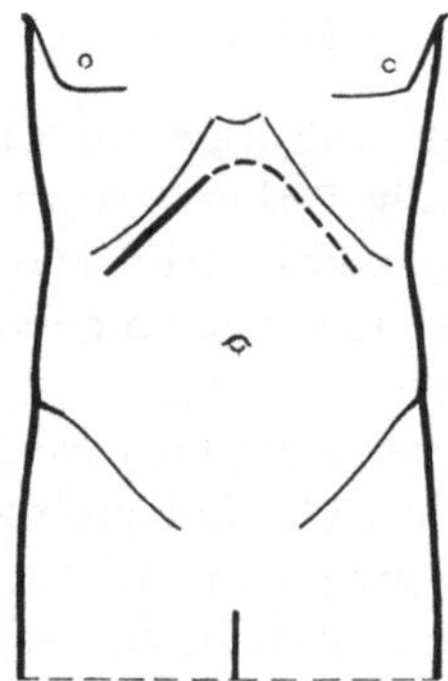

Abb. 90 Hepatojejunostomie I.
Erweiterung der Schnittführung

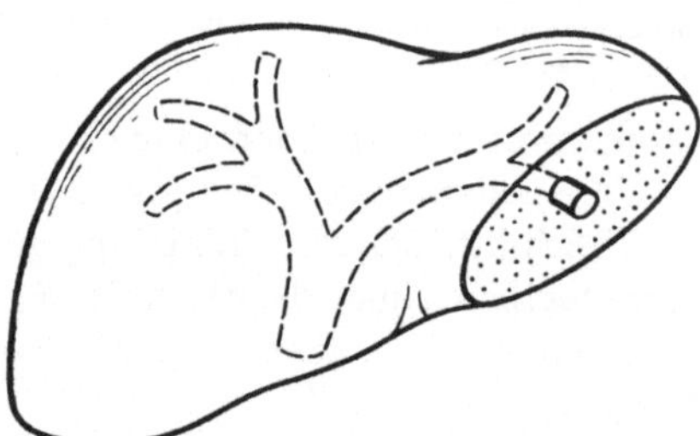

Abb. 91 Hepatojejunostomie II.
Resektion des laterokaudalen Lebersegmentes

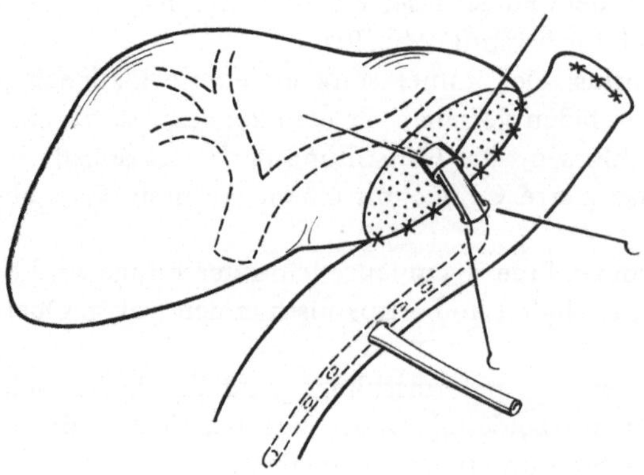

Abb. 92 Hepatojejunostomie III. Anlegen der ausgeschalteten Jejunumschlinge an die Resektionsfläche der Leber. Hintere Kantennaht. Präparation des Gallengangstutzens. Einlegen der temporären Endoprothese. Einschichtige Anastomosennaht

Abb. 93   Hepatojejunostomie IV.
Vordere Kantennaht

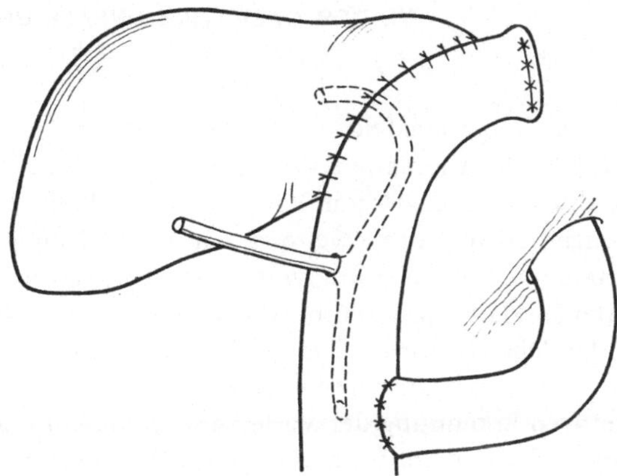

6. Eingriffe am vegetativen Nervensystem

Von den Eingriffen am vegetativen Nervensystem benötigen wir nur die sog. periarterielle Sympathektomie der Arteria hepatica nach MALLET-GUY. Sie stellt anatomisch einen recht komplexen Eingriff dar. Es kommt dabei zur Durchtrennung von postganglionären sympathischen und präganglionären vagalen Fasern.

Wir wenden diese Operation an bei hepatogenen Ikterusformen, die keine Rückbildungstendenz zeigen und vom Internisten zur Choledochusrevision überwiesen wurden. Sie hat sich auch bei der intrahepatischen Cholestase bewährt, mit welcher der Chirurg bei der Therapie des Verschlußikterus gelegentlich konfrontiert wird. Wir kombinieren die periarterielle Sympathektomie immer mit einer Drainage des Gallengangs zur Unterbrechung des enterohepatischen Kreislaufs.

❶ Die Sympathektomie erfolgt im Bereich der Arteria hepatica communis. Nach Durchtrennen der Pars flaccida des kleinen Netzes wird die Arteria hepatica communis dargestellt.

❷ Die Arterie wird auf eine Strecke von 2 bis 3 cm freipräpariert und von ihrem adventitiellen Gewebe völlig befreit. Dieses Gewebe ist Sitz der vegetativen Strukturen. Es wird entfernt (Abb. 94).

❸ Choledochusdrainage mittels dünnem T-Drain zur Unterbrechung des enterohepatischen Kreislaufs.

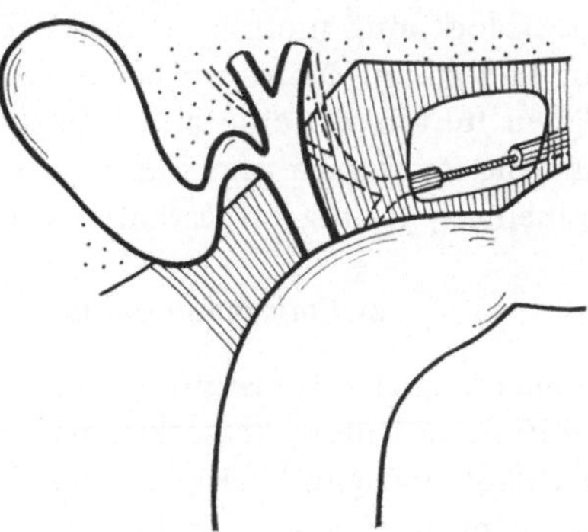

Abb. 94   Periarterielle Sympathektomie der Arteria hepatica communis

VI. DER OPERATIVE UNFALL UND SEINE BEHEBUNG

Das Operationsfeld des Gallenchirurgen ist mit lebenswichtigen Strukturen angefüllt. Viele Anomalien sind möglich und im Einzelfall nicht voraussehbar. Schon bei leichten pathologischen Veränderungen können sich Schwierigkeiten ergeben. Diese steigern sich enorm, wenn durch Verwachsung, Verschwielung und Entzündung der anatomische Situs völlig verändert, verzogen und zu einem Block verbacken ist. Trotz aller Sorgfalt und Vorsicht sind Verletzungen nicht immer vermeidbar.

Da lebenswichtige Gebilde betroffen sind, ist ein operativer Unfall in der Gallenchirurgie ein alarmierendes Ereignis. Das Schicksal des Kranken hängt von der rechtzeitigen Erkennung der Verletzung noch während der Operation entscheidend ab. Fast immer kann dann noch eine glückliche Lösung gefunden werden. Die Behandlung der erkannten Verletzung wird in diesem Kapitel besprochen. Die nicht erkannte Verletzung bringt den Kranken regelmäßig in Lebensgefahr. Sie äußert sich in einem gestörten postoperativen Verlauf und wird im Kapitel Nachbehandlung (S. 111) besprochen.

1. Darmverletzung

Harmlosester Zwischenfall. Versorgung durch zweireihige Naht nach den Regeln der Darmchirurgie.

2. Verletzungen der Gallenwege

a) Durchtrennung des Gallenganges ohne Substanzverlust

Wir orientieren uns zunächst durch Cholangiographie über die anatomische Situation, speziell über einen ungestörten Papillendurchfluß. Dann führen wir die End-zu-End-Naht über einem kalibrierenden T-Drain durch (s. S. 76). Das T-Drain ziehen wir nach 12 Wochen. Der Verlauf ist fast immer günstig.

b) Durchtrennung des Gallenganges mit Substanzverlust

Fehlt ein größeres Stück des Gallenganges, empfiehlt LAHEY ebenfalls die End-zu-End-Naht nach vorheriger ausgiebiger Mobilisation der Stümpfe. Der ganze Duodenopankreasblock muß mobilisiert und nach der Leberpforte zu verlagert werden. Wir führen die End-zu-End-Naht nur bei geringfügigen Substanzverlusten durch. In allen anderen Fällen führen wir eine biliodigestive Anastomose, in Form der Hepatikojejunostomie aus. Sie ist einfach und sicher. Wir anastomosieren den Hepatikusstutzen End-zu-Seit mit einer y-förmig ausgeschalteten Jejunumschlinge (s. S. 84).

c) Perforation der Gallenwege durch Sonde oder Cholangioskop

Sie ereignet sich fast nur bei der Sondierung darmwärts. Da wir immer unter Fingerkontrolle arbeiten, bemerken wir das Ereignis dadurch, daß der Widerstand plötzlich nachläßt und gleichzeitig die Sonde dem palpierenden Finger dicht unter der Serosa erscheint. Jetzt lassen wir die Sonde unverändert liegen, inzidieren das Bauchfell seitlich neben dem Zwölffingerdarm und mobilisieren diesen nach KOCHER. Liegt eine Perforation vor, entdecken wir nun die Sonde in der Perforationsöffnung liegend. Erst jetzt ziehen wir sie zurück und versorgen die Perforationsstelle durch Naht.

3. Plötzliche Blutung

Das tiefe Operationsfeld füllt sich schnell mit Blut, das durch die Kapazität des Saugers nicht mehr weggeschafft wird. Das gezielte Anlegen einer Klemme ist nicht möglich, der blinde Versuch wegen der Gefahr einer Nebenverletzung gefährlich. Wir gehen systematisch vor:

a) Allgemeine Behandlungsrichtlinien

Sofortige feste Tamponade des Operationsgebietes mit einem Bauchtuch. Beseitigung des noch überquellenden Blutes.

Vorsichtiges Einführen des Zeigefingers der linken Hand in das Foramen Winslowi und Kompression des Ligamentum hepatoduodenale zwischen Zeigefinger und Daumen der linken Hand. Damit sind Arteria hepatica und Pfortader abgedrückt und die Blutung weitgehend beherrscht.

Vollständige Entfernung der Tamponade und Reinigung des Operationsfeldes von Blutkoagula. Die Verletzungsstelle wird dargestellt. Dabei erleichtert bei Bedarf eine kurze Freigabe des Blutstromes die Auffindung. Steht eine länger dauernde Versorgung in Aussicht, wird die digitale Kompression durch eine weiche Darm- oder Gefäßklemme ersetzt.

Folgende Gefäßverletzungen finden wir vor:

b) Abriß der Arteria cystica

Häufigste Blutungsquelle. Bei besonnenem Vorgehen immer harmlos. Der Gefäßstutzen wird im sauberen Operationsfeld dargestellt, angeklemmt und mit Seide 00 ligiert.

c) Verletzung der Pfortader

Fast immer liegen nur Einrisse oder tangentiale Schnitte in dem fingerdicken Gefäß vor. Sie werden mit Gefäßseide 0000 (atraumatische Nadel) fortlaufend genäht. Einengungen des Lumens bedeuten kaum eine Gefahr. Sollte ausnahmsweise eine Querdurchtrennung vorliegen, dürfen wir nicht ligieren, sondern müssen die End-zu-End-Naht versuchen (Gefäßseide 0000, Einzel-U-Nähte). Ist wegen eines zu großen Substanzverlustes die End-zu-End-Naht nicht möglich, wird die Einpflanzung des darmwärtigen Pfortaderstutzens in die untere Hohlvene empfohlen (portokavale Anastomose). Der leberwärtige Stutzen wird unterbunden.

d) Verletzung der Arteria hepatica

Liegt die Verletzung zentral des Abgangs der Arteria gastroduodenalis, dürfen wir schadlos unterbinden. Der Kollateralkreislauf über die Arteria pancreaticoduodenalis ist kräftig und ausreichend.

Liegt die Verletzung leberwärts des Abgangs der Arteria gastroduodenalis — wie in der Gallenchirurgie so gut wie immer —, ist der Kranke meist verloren. Wir versuchen die Gefäßnaht (Gefäßseide 0000, atraumatische Nadel) und hoffen, daß zusätzlich über anomale Gefäßanastomosen doch noch eine befriedigende Blutversorgung der Leber erfolgt. Liegt ein Substanzdefekt der Arteria hepatica vor, so daß die Stümpfe nicht spannungsfrei aneinander gebracht werden können, soll der Defekt mit einem Transplantat aus Vena saphena magna überbrückt werden. Bei jedem Verdacht auf Minderdurchblutung der Leber ist prophylaktisch hochdosierte Antibiotikabehandlung und Leberkomatherapie indiziert.

F. Klinische Syndrome

(Symptomatik, Erstbehandlung, Operationsindikation)

Die Zahl der charakteristischen klinischen Symptome, die auf das biliäre System zu beziehen sind, ist nicht groß: Gallenkolik, Verschlußikterus, schmerzhafte Resistenz im rechten Oberbauch. Hinzu kommen die unspezifischen Symptome: Fieber, Speisenunverträglichkeit, Druckgefühl. Zusammen mit der präoperativen Diagnostik (Röntgenuntersuchungen, biochemische Untersuchungen) ermöglichen sie aber fast immer eine Zuordnung des Beschwerdebildes in das biliäre System. In der Praxis haben sich aus der Kombination der klinischen Symptome und der sonstigen präoperativen Befunde wohldefinierte Syndrome herauskristallisiert. Ihre Kenntnis ist wichtig für die Erstbehandlung, die Indikationsstellung zur Operation und die Wahl des Operationszeitpunktes.

Die klinischen Syndrome sagen noch nichts aus über den vorliegenden pathologisch-anatomischen Befund. Er kann mit den Mitteln der präoperativen Diagnostik nicht vollständig abgeklärt werden. Dies ist die Aufgabe der intraoperativen Diagnostik, von deren Ergebnis die operative Taktik und die Methodenwahl dann abhängen.

1. Der akute Gallensteinanfall

Der Kranke hat eine typische Gallenkolik. Er klagt über krampfartige Schmerzen im rechten Oberbauch mit Ausstrahlung in die rechte Schulter. Auch Schmerzausstrahlung ins Epigastrium und in den linken Oberbauch sind möglich. Beim Vollbild der Kolik bestehen Brechreiz und Erbrechen. Der Darm ist reflektorisch gelähmt, der Leib gebläht. Die Palpation des Bauches zeigt keine peritoneale Reaktion. Gelegentlich finden wir eine kugelige Resistenz, die einem Hydrops entspricht, in der Regel aber keinen abnormen Tastbefund. Fieber besteht meist nicht. Körpertemperatur und Leukozytenzahl können im Anfall aber auch erhöht sein, desgleichen Blutzucker und Diastase, ohne daß hieraus bereits endgültige Schlüsse gezogen werden können. Wir deuten sie als unspezifische vegetative Reaktion im Rahmen des akuten Syndroms (HOFF, HAUSS). Sie allein ist noch nicht beweisend für einen komplizierenden Begleitinfekt.

Der Kranke erwartet und benötigt rasche Schmerzbefreiung. Wir injizieren intravenös ein Spasmoanalgetikum in hoher Dosis (z. B. 2 Ampullen Baralgin oder 2 Ampullen Buscopan compositum). Auf den Oberbauch wird Wärme appliziert. Nach Abklingen von Brechreiz und Erbrechen wird Flüssigkeit oral erlaubt. Die Darmtätigkeit kommt nach Gabe von milden Laxantien (Karlsbader Salz, Magnesiumsulfat) in Gang. Wir warten in Ruhe das Abklingen des Anfalls ab. Dann erst führen wir die präoperative Diagnostik (Röntgenuntersuchung, biochemische Untersuchungen) durch. Beim erwiesenen Steinleiden stellen wir die Indikation zur Frühoperation. Das ist keine Sofortoperation. Sie erfolgt zum Zeitpunkt der Wahl unter optimalen Bedingungen.

2. Akute Cholezystitis, Empyem, Pericholezystitis

Die Vorgeschichte kann leer sein. Meist wird aber über zurückliegende Gallenbeschwerden berichtet. Der Kranke bekommt einen akuten Gallensteinanfall, der nicht abklingt. Es bleibt ein mehr oder weniger heftiger Dauerschmerz im rechten Oberbauch zurück. Die Temperatur steigt rasch bis 39 oder 40 Grad an. Die Leukozytenzahl ist erhöht. Der Palpationsbefund im Oberbauch ist typisch. Wir finden einen äußerst druckschmerzhaften Tumor, der der entzündeten und gestauten Gallenblase entspricht. Oft liegt eine diffuse druckempfindliche Resistenz vor. Dieser Befund entspricht einem entzündlichen Konglomerat bei Pericholezystitis mit Abdeckung durch Netz und Darm. Hinter der klinischen Diagnose »entzündlicher Konglomerattumor im Oberbauch« kann sich pathologisch-anatomisch eine akute Cholezystitis aller Schweregrade, ein Gallenblasenempyem, eine gedeckte Perforation, ein pericholezystitischer Abszeß verbergen. Eine Differenzierung ist klinisch dem Erfahrenen gelegentlich möglich, für das therapeutische Vorgehen aber zunächst von sekundärer Bedeutung.

Entscheidend für die Erstbehandlung der akuten Entzündungskomplikationen ist die Beobachtung der peritonealen Reaktion (Erschütterungsschmerz, Bauchdeckenspannung, Darmlähmung). Die Abwehrspannung ist der wichtigste Indikator für die Ausbreitung des peritonealen Prozesses. Ist die peritoneale Reaktion auf den rechten Oberbauch beschränkt, erhält der Kranke ein Spasmoanalgeticum intravenös und gleichzeitig ein Antibiotikum. Wir bevorzugen intravenös spritzbare Tetracyclin-Präparate (z. B. Reverin, Terravenös) oder Ampicillin. Auf den Oberbauch legen wir einen Eisbeutel, der regelmäßig erneuert wird. Wenn kein Erbrechen besteht, erlauben wir stündlich 20 g Flüssigkeit. Da meist eine Darmparalyse vorliegt und in den ersten Tagen ausreichende orale Flüssigkeitszufuhr nicht möglich ist, erhält der Kranke eine Infusion. Die Tagesmenge beträgt 1000 bis 2000 ml.

Dreimal täglich wird der Kranke untersucht. Wir betrachten die Zunge. Sie ist uns ein wichtiger Hinweis für den Flüssigkeitsbedarf. Wir auskultieren die Darmgeräusche. Solange sie fehlen oder spärlich sind, darf die orale Zufuhr nicht gesteigert werden. Wir beobachten sorgfältig die peritoneale Reaktion. Bleibt sie unverändert lokalisiert oder geht sie zurück, behandeln wir weiter konservativ. Breitet sich der peritoneale Prozeß aus oder wird er gar diffus, stellen wir die Indikation zur sofortigen Notoperation. Alle anderen Fälle behandeln wir konservativ und führen später zum Zeitpunkt der Wahl die Intervalloperation durch.

Die Sofortoperation der akuten Entzündungskomplikationen wird von manchen Chirurgen als Regel empfohlen. Sie gilt als technisch leicht. Wir führen sie nur bei Auftreten fortschreitender peritonealer Symptomatik durch. Die Letalität des Eingriffs im akuten Entzündungsstadium ist fünfmal höher als im Intervall. Auch sind in der akuten Situation die intraoperative Subtildiagnostik und eventuelle Eingriffe am Gallengang und an der Papille nicht im wünschenswerten Umfang möglich. Die Erfahrung zeigt, daß wir bei 40⁰/o der akuten Entzündungskomplikationen mit Steinen im Gallengang rechnen müssen.

Über die Dauer des Intervalls besteht keine Einigkeit. Früher legten wir eine Pause von 3 bis 6 Monaten ein. Jetzt führen wir die Operation im sog. Frühintervall aus, d. h. nach Abklingen der akuten Entzündungserscheinungen wird unter Antibiotikaschutz die Sanierung der Gallenwege unmittelbar angeschlossen.

3. Peritonitis

Der Patient erkrankt mit akuten rechtsseitigen Oberbauchbeschwerden. Wir finden einen starken Druck- und Loslaßschmerz im rechten Oberbauch. Dieser breitet sich rasch auf das ganze Abdomen aus. Wir denken an eine perforierte Gallenblase, aber auch an ein perforiertes Ulcus duodeni. In jedem Falle ergibt sich aus dem klinischen Bild der diffusen Peritonitis mit Beginn im Oberbauch die Indikation zur sofortigen Operation. Meist finden wir eine akute nekrotisierende Cholezystitis mit Perforation. Besonders alte Menschen sind gefährdet.

4. Gallensteinanfall mit passagerem Ikterus

Der Kranke hatte eine oder mehrere typische Gallenkoliken. Danach tritt ein leichter Ikterus der Haut oder nur der Skleren auf. Die Diastasebestimmung im Urin zeigt oft einen Anstieg. Nach wenigen Tagen klingen Ikterus und Pankreasreizung ab.

Wir stellen die klinische Diagnose: Gallensteinleiden mit Eintritt eines Steines in den Hauptgallengang. Der Stein kann spontan in den Darm abgehen, er kann aber auch weiterhin frei im Gallengang flottieren.

Die Erstbehandlung entspricht der Therapie des akuten Gallensteinanfalls. Nach Abklingen der akuten Symptome führen wir die präoperative Röntgen- und Labordiagnostik durch. Wird die Steindiagnose bestätigt, stellen wir die Indikation zur Operation. Da inzwischen ein kompliziertes Steinleiden besteht (Steinwanderungskomplikation), darf der Eingriff nicht aufgeschoben werden. Er wird im gleichen stationären Aufenthalt durchgeführt. Die noch nicht vergessene Kolik und der Ikterus sind gute Verbündete des Arztes, den Kranken zur Frühoperation zu gewinnen.

5. Gallensteinanfall mit anhaltendem Ikterus

Der Kranke hat eine typische Kolik. Anschließend tritt ein kräftiger anhaltender Ikterus auf. Wir stellen die vorläufige klinische Diagnose: Gallensteinleiden mit Durchtritt eines Steines in den Gallengang und Verlegung desselben. Wir erinnern uns aber daran, daß auch eine Hepatitis mit heftigen initialen Oberbauchschmerzen infolge Kapselspannung der Leber einhergehen kann, und daß bei Leberzirrhose kolikartige Oberbauchschmerzen beobachtet werden. Wir verhalten uns daher besonnen. Wer in gutem Glauben aber unbedacht sofort eingreift, wird manche Hepatitis und manche Zirrhose mit akutem dystrophischem Schub umsonst operieren. Der Schaden ist dann groß, ein Ausgang im Leberkoma möglich.

Eine dringliche Operationsindikation beim Verschlußikterus besteht nur beim sog. infizierten oder septischen Verschluß mit hohem Fieber und Schüttelfrösten. In allen anderen Fällen warten wir eine Woche ab und führen die Operation in der zweiten Woche durch. Wir nutzen die Zeit zur Verlaufsbeobachtung und Erhärtung der Diagnose. Zwei Leberstaten im Abstand von einer Woche geben in der Regel Klarheit. Ein röntgenologischer Steinnachweis ist oft nicht möglich. Die Kontrastmittelausscheidung ist bei Ikterus blockiert. Die klinische und biochemische Diagnose »Verschlußikterus« genügt zur Operationsindikation.

6. Verschlußikterus ohne typische Kolik

Der Kranke wird zunehmend ikterisch. Eine typische Kolik fehlt. Röntgenologisch ist — wie zu erwarten — keine Darstellung der Gallenwege erfolgt. Biochemisch finden wir alle Zeichen des Verschlußikterus.

Wir denken in erster Linie an einen malignen Verschluß durch ein Papillenkarzinom, Pankreaskarzinom, Gallengangkarzinom oder durch Metastasen. Wir denken aber auch an ein Steinleiden. Ohne Kolik kann bei Cholangiolithiasis plötzlich ein Verschlußikterus entstehen. 22% aller Patienten mit Gallengangsteinen hatten nie eine Kolik. Immer denken wir auch an die intrahepatische Cholestase, mit der der Chirurg zunehmend häufiger konfrontiert wird. Das sind primäre Lebererkrankungen (toxische Hepatosen durch Arzneimittelintoxikation, cholestatische Verlaufsform der Hepatitis, primär cholestatische Zirrhose), die biochemisch das Vollbild des Verschlußikterus nachahmen. Trotz aller Verfeinerung der Diagnostik ist die präoperative Erkennung nicht immer möglich.

Die Diagnose »Verschlußikterus« ist eine absolute Operationsindikation. Unbehandelt führt das Leiden zum Tode durch Leberversagen. Wir führen den Eingriff in der zweiten Woche aus. Bis dahin ergänzen wir die Diagnostik, sichern die Diagnose und bereiten den Kranken auf die Operation vor. Er erhält ein Tetracyclinpräparat zur Bekämpfung einer Infektion in den gestauten Gallenwegen. Weiter erhält er täglich eine Leberschutzinfusion und ein Vitamin-K-Präparat. Eventuelle Begleiterkrankungen (Herzinsuffizienz, Diabetes) werden vom Internisten versorgt.

7. Rezidivierende Beschwerden im Oberbauch

Der Kranke klagt über Völlegefühl, Druck im Oberbauch, Appetitlosigkeit, Übelkeit, Speisenunverträglichkeiten, uncharakteristische Schmerzzustände. Die Symptome sind vieldeutig. Wir führen eine vollständige Oberbauchdiagnostik durch. Sie umfaßt neben den Organen des biliären Systems Magen, Zwölffingerdarm, Kolon und Nieren. Differentialdiagnostisch denken wir neben dem Gallensteinleiden vor allem an Magen- und Zwölffingerdarmgeschwür, Zwerchfellhernie, chronische Pankreopathie, Kolitis. Wir erinnern uns auch, daß mancher Dickdarmileus mit krampfartigen Oberbauchschmerzen (Darmsteifungen), Übelkeit, Inappetenz bis zum Auftreten von Koterbrechen als Gallensteinkolik verkannt wurde. Erst nach Ausschluß dieser Möglichkeiten beziehen wir die Beschwerden auf die Steingallenblase und stellen die Indikation zur Operation.

8. Koliken bei steinfreier Gallenblase

Der Kranke klagt über typische Gallenkoliken. Der biochemische Befund ist regelrecht. Röntgenologisch finden wir eine normale Gallenblasenfüllung und einen regelrechten Reflex. Steine sind nicht nachweisbar.

Wir stellen die vorläufige klinische Diagnose einer Dyskinesie der Gallenwege und behandeln den Kranken konservativ. Wenn nach konsequenter internistischer Behandlung typische Beschwerden anhalten, stellen wir auch ohne röntgenologischen Steinnachweis die Indikation zur Operation aus folgenden Gründen:
1. In manchen Fällen sind Steine röntgenologisch nicht nachweisbar. Trotz einwand-

freier Aufnahmetechnik findet sich bei der Probefreilegung doch eine Steingallenblase. Es kann auch eine Mikrolithiasis vorliegen, die präoperativ nicht zu sichern ist.
2. Die Gallenblase ist zwar steinfrei. Es finden sich aber Steine im Gallengang, wo sie fast regelmäßig dem präoperativen Röntgennachweis entgehen.
3. Es finden sich bei Steinfreiheit Entleerungsstörungen der Gallenblase durch Syphopathien, die präoperativ auch kaum erkannt werden und als organische Erkrankung nur operativ zu heilen sind.

9. Pankreatitis

Der Kranke klagt über heftige Oberbauchschmerzen. Der Leib zeigt eine diffuse Schmerzhaftigkeit und geringe Abwehrspannung (Peritonismus). Die Diastase im Serum und Urin ist erhöht. Die Darmtätigkeit sistiert. Das Gesicht ist oft gerötet. Häufig besteht eine schwere Kreislaufinsuffizienz.

Wir stellen die Diagnose »akute Pankreatitis« und behandeln konservativ entsprechend den Regeln der Inneren Medizin (s. Seite 114). Nach Abklingen der akuten Symptome führen wir eine vollständige Gallendiagnostik durch. Finden wir einen pathologischen Befund, der auf ein Steinleiden oder eine Abflußbehinderung der Galle hinweist, stellen wir die Indikation zur Intervalloperation. Wird das Gallenwegsystem normal befunden, behandeln wir weiter konservativ.

Die Pankreatitis neigt zu Rezidiven. Bei jedem Schub führen wir eine neue Gallenwegdiagnostik durch. Spätestens beim dritten Schub stellen wir auch bei regelrechten Befunden die Indikation zur Probefreilegung und intraoperativen Diagnostik. Wir denken dabei besonders an die Erkrankungen der Papille. Sie sind präoperativ praktisch nicht zu erfassen und andererseits für die Entstehung der Pankreatitis von großer Bedeutung. Ein großer Teil der chronisch-rezidivierenden Pankreatitiden ist auf Abflußbehinderung im Bereich der Papille, die den Pankreasausführungsgang mit einbezieht, zurückzuführen. Sie können nur durch einen Eingriff an der Papille zur Ruhe gebracht werden.

10. Der Steinträger

Der Gallensteinnachweis ist ein Zufallsbefund. Irgendwelche Beschwerden bestehen nicht. Wir klären den Patienten über das Vorliegen von stummen Gallensteinen auf und raten ihm, bei Auftreten eventueller Beschwerden zur Frühoperation. Die prophylaktische Operation beim Träger stummer Gallensteine führen wir nicht aus.

G. Operative Taktik

Klinische Untersuchung und präoperative Diagnostik führten zur Klassifizierung der Gallenwegerkrankungen in sog. »klinische Syndrome«, gleichsam die 1. diagnostische Stufe. Sie sind entscheidend für Erstbehandlung, Indikationsstellung zur Operation und Zeitpunkt der Operation.

Die 2. diagnostische Stufe führt zum pathologisch-anatomischen Gesamtstatus des biliären Systems. Nur nach dem pathologisch-anatomischen Befund — nicht nach dem klinischen Bild — richtet sich die Auswahl der Operationsmethoden. Im Mittelpunkt der 2. diagnostischen Stufe steht die intraoperative Subtildiagnostik. Sie ist fester Bestandteil jeder Gallenwegoperation. Ohne sie ist eine sichere pathologisch-anatomische Diagnose und damit eine richtige Methodenwahl nicht möglich.

Im chronologischen Ablauf des Eingriffs schiebt sich die intraoperative Diagnostik zwischen Zugangsoperation und Organoperation. Es ergibt sich somit folgender Ablauf:

ZUGANGSOPERATION
INTRAOPERATIVE DIAGNOSTIK
ORGANOPERATION

Die intraoperative Diagnostik führt zu wohldefinierten pathologisch-anatomischen Befundkombinationen. In diesem Kapitel bringen wir eine Zusammenstellung der wichtigsten Befundkombinationen, denen wir bei Gallenwegoperationen begegnen, und Vorschläge zur operativen Behandlung, die sich dabei bewährt haben.

Zuvor besprechen wir gesondert sechs operationstaktische Fragen, die sich dem Gallenchirurgen täglich stellen und immer wieder von neuem aktuell sind.

1. Wann soll der Hauptgallengang eröffnet werden?

Der Hauptgallengang soll eröffnet werden, wenn Steine, Papillenstenosen oder andere Abflußhindernisse vorhanden oder zu vermuten sind. Zur Diagnose dieser Veränderungen haben die klassischen Explorationsmittel der Inspektion und Palpation versagt. Schon seit langem wurden daher empirische Regeln aufgestellt, unter welchen Bedingungen der Gallengang eröffnet und exploriert werden soll. Wir bringen nachfolgend eine solche empirische Regel, nach der heute noch vielfach verfahren wird.

Der Gallengang soll exploriert werden:

1. Wenn Steine im Gallengang tastbar sind.
2. Wenn ein Ikterus zur Zeit der Operation besteht oder in der Vorgeschichte bestanden hat.
3. Wenn eine Bauchspeicheldrüsenentzündung vorliegt oder in der Vorgeschichte bestanden hat.
4. Wenn der Gallengang erweitert ist.

5. Wenn der biochemische Befund auf eine Stauung in den Gallenwegen hinweist.
6. Bei multiplen kleinen Steinen in der Gallenblase und weitem Ductus cysticus.
7. Bei trüber Zystikusgalle.
8. Bei Schrumpfgallenblase.

Wenn wir uns nach der empirischen Regel richten, werden wir — wie die Erfahrung zeigt — in vielen Fällen den Gallengang nutzlos öffnen. Andererseits wird uns mancher pathologische Befund am Hauptgallengang und der Papille entgehen. Wir erinnern uns daran, daß viele Gallengangsteine der Palpation nicht zugänglich sind und daß 30⁰/o der Gallengangsteine niemals einen Ikterus oder eine Pankreatitis verursacht haben. Wir wissen auch, daß in einem normal weiten und zarten Gallengang Steine vorhanden sein können. Eine Papillenstenose kann überhaupt nur durch die typische intraoperative Diagnostik festgestellt werden.

Daraus erkennen wir, daß die empirische Regel für die Indikationsstellung zur Gallengangrevision ein Behelf ist. Sie sollte nur da angewendet werden, wo die Möglichkeiten der modernen intraoperativen Diagnostik fehlen.

Heute stellen wir die Indikation zur Exploration des Hauptgallenganges allein nach den Ergebnissen der prä- und intraoperativen Subtildiagnostik. Die wichtigste Maßnahme ist die intraoperative cholangiographische und manometrische Untersuchung, am besten in Form der Kombinationsmethoden (Radiomanometrie). Sie gibt Auskunft über Weite des Gallenganges, über Vorhandensein, Lokalisation und Zahl von Steinen sowie über Veränderungen des Papillensystems.

Bei jeder Abweichung vom Normbefund ist die Exploration des Gallenganges indiziert. Zwar lassen sich in einem Teil der Fälle bereits präoperativ oder durch Inspektion und Palpation Steine und Erweiterungen des Gallenganges nachweisen und damit die Indikation zur Revision stellen. Wir führen auch in diesen Fällen die vollständige intraoperative Diagnostik durch und erhalten so eine zusätzliche Auskunft über Zahl und Lokalisation der Steine und über die Verhältnisse am Papillensystem.

Wenn wir den Hauptgallengang eröffnet und von allfälligen Steinen befreit haben, stellt sich die nächste Frage:

2. Ist ein Eingriff an der Papille erforderlich?

Unter einer Papillenstenose verstehen wir eine organisch bedingte Behinderung des Gallenabflusses in den Darm. Pathologisch-anatomisch liegen dem unterschiedliche Veränderungen zugrunde: ödematöse Verquellung, entzündliche Schwellung, narbige Schrumpfung, Adenomyomatose, maligne Tumoren. Eine organische Papillenstenose kann vorgetäuscht werden durch einen Spasmus oder durch einen das Lumen obturierenden Stein. Funktionelle Störungen schalten wir bei unserer intraoperativen Diagnostik durch ein stark wirkendes Spasmolytikum aus (primäre Pharmakoradiomanometrie). Obturationen durch Steine werden meist bereits bei der cholangiographischen Untersuchung durch ein charakteristisches Röntgenbild erkannt. Spätestens erkennen wir sie bei der instrumentellen Exploration.

Die eigentliche organische Papillenstenose — hervorgerufen durch pathologisch-anatomische Veränderungen der Gewebsstrukturen — erkennen wir durch 3 Untersuchungen: Die Manometrie oder Durchflußmessung, die Cholangiographie mit Röntgendurchleuchtung und die Sondenuntersuchung. Cholangiographie und physikalische

Meßmethoden führen wir kombiniert aus (Radiomanometrie, Radiocholangiometrie). Der physikalische Teil der Untersuchung ist eine unentbehrliche Ergänzung der Röntgenuntersuchung und ermöglicht erst die sichere und richtige Interpretation der morphologischen Papillenbefunde.

Die Sondenuntersuchung ist für die Diagnose von Papillenstenosen am unergiebigsten. Nur schwere und narbige Stenosen werden erkannt. Leichte Formen entgehen der tastenden Sonde, auch wenn sie von der Hand des Erfahrenen geführt wird. Die Bedeutung der Sondenuntersuchung liegt auf einem anderen Gebiet. Sie läßt einen Rückschluß auf die Art der vorliegenden Papillenstenose zu. Wir führen sie daher bei jedem Verdacht auf eine Stenosierung durch. Handelt es sich um eine radiomanometrisch festgestellte organische Papillenstenose durch ödematöse oder frisch entzündliche Verquellung der Gewebe, werden wir bei typischem radiomanometrischen Stenosebefund mit der Sonde eine weiche bis gummiartige Resistenz der Papille feststellen. Handelt es sich aber bereits um eine Narbenstenose, so ist die Papille bei der Untersuchung derb und starr. Beim Versuch der Dehnung bricht sie krachend auf.

Jede Stenose der Papille ist behandlungsbedürftig. Nachdem wir die Stenose diagnostiziert und einen Hinweis auf Schweregrad und Art (Ödem, Entzündung, narbige Schrumpfung) erhalten haben, erhebt sich die nächste Frage:

3. Wie soll eine Papillenstenose behandelt werden?

Wir haben drei Behandlungsmethoden: die instrumentelle Dehnung, die Choledochoduodenostomie und die transduodenale Sphinkterotomie. Über die Wahl der Methode wird immer wieder diskutiert. Kaum ein Gebiet der Gallenchirurgie war solchen Modeeinflüssen unterworfen; in kaum einer Sparte der Chirurgie wurden bewährte Methoden so unterschiedlich beurteilt wie hier.

Wir wenden alle drei Methoden an. Für jedes Verfahren haben wir eine bestimmte Indikation.

1. Leichte bis mittelgradige Stenosen, bei denen die Palpation eine weiche Konsistenz und die Sondierung eine weiche bis gummiartige Resistenz ergibt, behandeln wir mit der Dehnung. In diesen Fällen liegt nach unserer Erfahrung ein Papillenödem oder eine entzündliche Verschwellung meist als Reaktion auf einen Steindurchtritt vor. Nach Beseitigung der schädigenden Noxen ist in der Regel mit einer spontanen Ausheilung zu rechnen. Analoge Befunde sind vom Harnleiterostium bekannt.

Wer auch bei diesen leichten Fällen die Sphinkterotomie durchführt, hat mit Sicherheit eine freie Papillenpassage erreicht, er hat aber dem Patienten einen oft unnötig großen Eingriff aufgebürdet. Es sei zugegeben, daß von den in diese Gruppe fallenden Stenosen ein kleiner Teil später doch noch narbig wird und zu Rezidivbeschwerden führen kann — nicht muß. In der großen Mehrzahl ist mit funktionell störungsfreier Abheilung zu rechnen, die Papillendehnung daher ausreichend.

2. Ist die Papille bei der Sondierung starr, narbig, nicht bis 6 mm dehnbar oder gar nicht sondierbar, muß ein Eingriff zur Sicherung des freien Gallenabflusses erfolgen. Das Verfahren der Wahl ist die transduodenale Sphinkterotomie. Ist der Gallengang aber sehr stark erweitert und liegt gleichzeitig eine schwere Cholangitis mit entzündlicher Wandverdickung, Fibrinbelägen, Gallenschlamm etc. vor, sprengen wir, wenn möglich, die Papille mit Sonden steigenden Kalibers und legen anschließend eine Choledochoduode-

nostomie an. Wir müssen nämlich in diesen Fällen trotz weiter Papille infolge Strömungsverlangsamung im stark dilatierten und entzündeten Gallengang mit Steinrezidiven rechnen, so daß ohne biliodigestive Anastomose eine sichere Sanierung der Gallenwege nicht möglich ist. Unabhängig von der Weite des Gallenganges führen wir die Sphinkterotomie durch, wenn eine chronische oder rezidivierende Pankreatitis vorliegt.

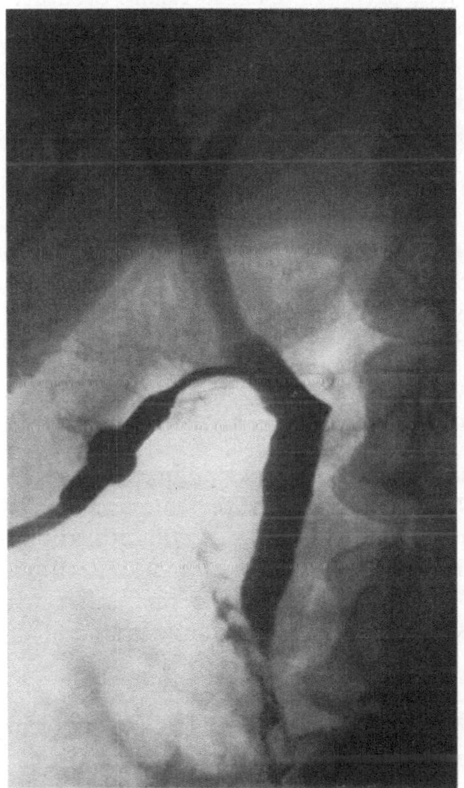
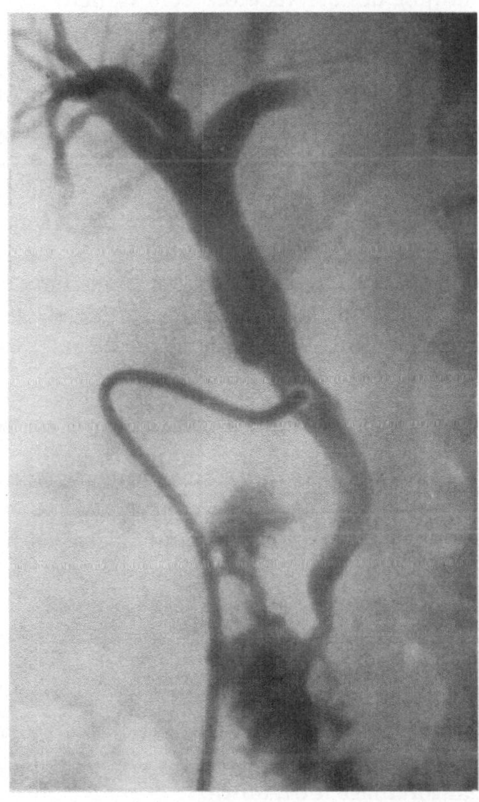

a   b

Abb. 95 a und b   Papillenstenose vor und nach Sphinkterotomie.
a) Papillenstenose. Kurzstreckige narbige Verengerung des distalen Abschnittes. Bei der Probesondierung ist die Papille starr und nur für die 3 mm Sonde passierbar. b) die gleiche Papille 14 Tage nach transduodenaler Sphinkterotomie bei Kontrastmittelfüllung durch T-Drain. Glatter Abfluß des Kontrastmittels durch den weiten Papillenkanal

Die Indikation zur Choledochoduodenostomie bei Papillenstenose ist heute die Ausnahme. Sie wurde in den letzten Jahren immer seltener angewandt zugunsten der transduodenalen Sphinkterotomie und der Dehnung. Sie löst zwar meist endgültig das Abflußproblem der Galle, schafft aber unphysiologische Verhältnisse. Ein Teil der Träger von biliodigestiven Anastomosen klagt immer wieder über störende Schmerzen bei der Speisepassage, die im Einzelfall nicht voraussehbar und auch nicht vermeidbar sind.

4. Indikationen zur Cholangioskopie

Die Indikation zur Cholangioskopie wird unterschiedlich gestellt. Für manche Chirurgen ist sie die einzige intraoperative Untersuchungsmethode. Unsere Indikationsstellung geht davon aus, daß zur Cholangioskopie der Gallengang zunächst einmal eröffnet werden muß. Damit scheidet sie für die routinemäßig durchgeführte intraoperative Subtildiagnostik aus. Ihr Hauptanwendungsbereich ist die Kontrolluntersuchung des bereits eröffneten Gallenganges nach Beendigung der Revision. Eventuell zurückgelassene Steine werden hierbei noch rechtzeitig entdeckt, der Grad der Cholangitis festgestellt. Bei der Suche nach zurückgelassenen Steinen ist die Cholangioskopie in der Hand des Geübten allen anderen Methoden weit überlegen. Sie führt zu eindeutigeren Ergebnissen als die Kontrollcholangiographie durch das eingenähte T-Drain. So wertvoll uns radiologische Untersuchungen zu Beginn des Operationsaktes sind, so sehr enttäuschen sie am Ende eines Gallengangeingriffs. Durch die nie ganz vermeidbare Alteration der Wand, durch Blutkoagula etc. entstehen oft bizarre Bilder, die nicht zur Klärung, eher zur Verwirrung führen. Die intraoperative Kontrollcholangiographie durch das T-Drain führen wir nur selten durch, um die Kontinuität der Gallenwege zu kontrollieren. Zum Nachweis zurückgelassener Steine dient allein die Cholangioskopie, mit der jede Gallengangsrevision beendet wird.

5. Wie soll der Eingriff am Gallengang beendet werden?

Der Verschluß der Choledochusinzision unter Einnähen eines dünnen kurzen T-Drains nach KEHR ist ein bewährtes und sicheres Verfahren. Wer es routinemäßig anwendet, ist keineswegs unmodern. Es bietet Schutz vor galliger Peritonitis infolge Insuffizienz der Choledochotomienaht. Es ermöglicht die postoperative Kontrollcholangiographie. Komplikationen, die auf das T-Drain zurückzuführen sind, sahen wir nicht. Störungen des Elektrolyt- und Wasserhaushalts sind bei ordnungsgemäßer Kontrolle immer vermeidbar.

Ein langes transpapilläres T-Drain nach CATELL verwenden wir nicht. Trotz eingeschnittener Löcher besteht die Gefahr der Verlegung des Pankreasgangs. Aus dem gleichen Grunde führen wir auch die Voelckersche transpapillär-transduodenale Gallengangdrainage nicht durch.

Seit langem wird auch die primäre Naht des Gallenganges geübt. In der eigenen Klinik wurde sie in den Jahren 1930 bis 1941 fast regelmäßig angewendet. In der letzten Zeit wird der primäre Gallengangverschluß wieder zunehmend häufiger empfohlen. Wir verwenden ihn bei normalem radiomanometrischen Papillenbefund und bei entzündungsfreiem Gallengang. In allen anderen Fällen ziehen wir ein dünnes T-Drain nach KEHR vor. Nach unserer Erfahrung hat der primäre Choledochusverschluß mehr Komplikationsmöglichkeiten als die Versorgung mit T-Drain. In jedem Fall benötigt der Patient mit primärer Choledochusnaht eine sorgfältigere und häufigere Überwachung durch einen erfahrenen Chirurgen, damit keine Nahtinsuffizienz und gallige Peritonitis übersehen wird. Hiermit muß man leider rechnen, da auch der sorgfältigste Operateur trotz aller Maßnahmen immer einmal einen Stein zurückläßt oder ein Abflußhindernis übersieht.

Die routinemäßige Beendigung des Gallengangeingriffs mit einer Choledochoduodenostomie ist heute nicht mehr diskutabel.

6. Die Sicherheitsdrainage

Jeden Eingriff an den Gallenwegen beenden wir mit einer Sicherheitsdrainage. Wir benutzen ein 8 mm dickes Gummirohr. Die Spitze plazieren wir in das Foramen Winslowi und leiten das Drain durch eine gesonderte Inzision nach außen. Auch Penrosedrains und Saugdrains sind gebräuchlich. Das Drain wird bei glattem Verlauf am 5. Tag gekürzt und am 7. Tag entfernt.

Den drainagelosen Verschluß der Bauchhöhle (sog. ideale Cholezystektomie) führen wir in der Gallenchirurgie niemals durch. Die geringe Beschwernis für den Operierten durch die Drainage steht in keinem Verhältnis zum vitalen Nutzen, den uns die Sicherheitsdrainage bei einer Komplikation bietet.

Die früher geübte Tamponade des Leberbettes benutzen wir nicht mehr. Wir streben exakte Blutstillung und Naht des Leberbettes an. Nur in Ausnahmefällen wird die Tamponade einmal erforderlich bei sonst unstillbarer Blutung aus einem morschen, entzündeten Leberbett.

7. Zusammenstellung typischer Operationsbefunde und ihre operative Therapie

1. Einfache Cholelithiasis

Befunde	Therapie
Gallenblase steinhaltig Gallenblasenwand zart oder chron. entzündl. verdickt Gallengang regelrecht Papille regelrecht	Cholezystektomie

2. Cholezystolithiasis mit akuter Enzündungskomplikation

Befunde	Therapie

Gallenblase steinhaltig
Akute Cholezystitis
    Empyem
    Pericholezystitis
    Abszeß
Hauptgallengang regelrecht
Papille regelrecht
	Cholezystektomie
	Antibiotika lokal
	    (Nebacetin)
	Antibiotika parenteral
	    (Reverin, Binotal)

3. Cholezystolithiasis mit einfacher Cholangiolithiasis

Befunde	Therapie
Gallenblase steinhaltig Gallengang steinhaltig Papille regelrecht	Cholezystektomie Choledochotomie mit Entfernen des Steines Probesondierung der Papille Kontrollcholangioskopie T-Drain oder primäre Naht

4. Cholezystolithiasis mit komplizierter Cholangiolithiasis

Befunde	Therapie
Gallenblase steinhaltig	Cholezystektomie
Gallengang steinhaltig	Choledochotomie mit Steinentfernung
Gallengang erweitert	Probesondierung der Papille
Gallengangwand entzündet	Kontrollcholangioskopie
und verdickt (Cholangitis)	T-Drain
Papille regelrecht	

5. Papillenstenosen

Befunde	Therapie
Erhöhter Residualdruck	s. unten
Erhöhter Passagedruck der Papille	
Erniedrigter Standarddurchfluß	
Typisches Cholangiogramm	

Alle Papillenstenosen sind behandlungsbedürftig. Die Art der Behandlung richtet sich nach dem Grad der Stenose, dem Gallengangbefund, dem Sondierungsbefund und dem Pankreasbefund. Diese Befundkombination ermöglicht mit Vorbehalt einen Rückschluß auf den pathologisch-anatomischen Charakter der Papillenveränderung und erlaubt uns die geeignete Therapiewahl zu treffen. Hiernach unterscheiden wir in der Praxis 4 Gruppen von Papillenstenosen:

Befunde	Therapie
a) Gang normal weit	Dehnung
Gallengang entzündungsfrei	
Papille dehnbar, von weicher	
bis gummiartiger Resistenz	
b) Gallengang normal weit oder erweitert	Transduodenale Sphinkterotomie
Papille narbig starr	
c) Gallengang sehr stark erweitert	Dehnung und Choledochoduodenostomie
Wand entzündlich verdickt	
Schwere Cholangitis,	
evtl. Steine und Schlamm	
Papille narbig starr oder weich	
d) Chronische Pankreatitis	Transduodenale Sphinkterotomie
Gallengang normal weit oder erweitert	
Papille weich oder starr	

6. Verschlußikterus

Befund	Therapie
Stein im Gallengang	Choledochotomie Steinentfernung, Behandlung einer evtl. Papillenstenose wie unter 5.
Striktur des Gallenganges	Gallengangplastik (s. Rezidivoperationen)
Intrahepatische Cholestase	T-Drainage Periarterielle Sympathektomie
Maligner Verschluß:	
a) Papillen-Ca	Falls möglich Duodenopankreatektomie, sonst Palliativoperation
b) Gallengang-Ca	Falls möglich Resektion, sonst Palliativoperation (Bougierung + Endoprothese oder biliodigestive Anastomose)
c) Pankreas-Ca	Meist Palliativoperation, Radikaloperation nur selten möglich
d) Metastasenkonglomerat	In der Regel keine Therapie möglich

Maligne Verschlüsse gehören zu den traurigsten Kapiteln der Gallenchirurgie überhaupt. Alle Radikaloperationen haben eine hohe Letalität. Wir streben sie nur beim Papillenkarzinom und beim umschriebenen Gallengangkarzinom an. In allen anderen Fällen führen wir die Palliativoperation (Umgehungsanastomose, Endoprothese) durch und glauben damit dem Kranken bei geringem Risiko eine wesentliche Lebensverlängerung in relativer Beschwerdefreiheit zu bieten.

H. Rezidivoperationen

(Klinik, Indikationsstellung und operative Behandlung)

Rezidivoperationen an den Gallenwegen gehören zu den schwierigsten chirurgischen Aufgaben der Abdominalchirurgie. Sie verlangen in besonderem Maße Sorgfalt, Präzision und Zeit. Niemals sollte ein Rezidiveingriff unter Zeitdruck in Angriff genommen werden. Unter allen Elektiveingriffen in der Gallenchirurgie haben die Rezidivoperationen das höchste Risiko. Die Indikationsstellung ist daher besonders streng.

1. Klinik der Rezidivbeschwerden

Bei 30% aller Gallenoperierten rechnete man nach der Operation mit Beschwerden unterschiedlicher Stärke. Der Chirurg sieht in der Regel nur Kolikrezidive und Verschlußikterus. Darüber hinaus hat eine ganze Anzahl Operierter Störungen geringerer Schwere: Druckgefühl im Oberbauch, Schmerzen nach dem Essen, dyspeptische Beschwerden. Ein ganzer Teil der Beschwerden hat mit den Gallenwegen überhaupt nichts zu tun: Magen- und Zwölffingerdarmgeschwüre, Säure- und Fermentmangel, Zwerchfellhernie, Kolitis. Der Ersteingriff an den Gallenwegen beruhte auf einer Fehldiagnose. Ein anderer Teil der Beschwerden ist aber auf mechanische Hindernisse in den Gallenwegen zurückzuführen. Sie bedingen eine Abflußbehinderung der Galle mit entsprechenden Rückwirkungen auf Leber und Bauchspeicheldrüse. Entweder bestanden sie bereits bei der Erstoperation, wurden nicht erkannt und daher nicht behandelt, oder sie haben sich erst später entwickelt. Glücklicherweise ist nur bei einem Teil dieser Patienten eine Rezidivoperation erforderlich. Meist genügt konservative Therapie.

2. Indikationen zum Rezidiveingriff

Sie richten sich nach den klinischen Rezidivsyndromen (1. diagnostische Stufe); die Art der dann erforderlichen Operation richtet sich nach dem pathologisch-anatomischen Befund, der durch intraoperative Diagnostik ermittelt wird (2. diagnostische Stufe).

Das entscheidende diagnostische Kriterium für die Indikationsstellung zur Rezidivoperation ist der Nachweis einer biliären Stauung, sei es durch Auftreten eines Verschlußikterus, durch diskrete biochemische Befunde oder durch entsprechende Veränderungen im intravenösen Cholangiogramm. Der Nachweis einer biliären Stauung ist eine absolute Operationsindikation. Die Sorge um freien Gallenabfluß ist das zentrale und zugleich vitale Problem der ganzen Gallenchirurgie. Wir lassen uns auch nicht durch vorübergehende subjektive Besserungen täuschen. Nur durch rechtzeitige und endgültige Sanierung der Gallenwege verhüten wir irreparable Schäden an Leber (Cholangiohepatitis, biliäre Zirrhose) und Pankreas (chronische Pankreatitis). Finden wir keine Zeichen der Gallenstauung, wird der Patient lange und intensiv konservativ behandelt. Falls die Therapie erfolglos ist, entschließen wir uns bei entsprechend starken Beschwerden (Koliken, rezidivierende Cholangitis) doch zum Rezidiveingriff.

Tabelle 7 Zusammenstellung der wichtigsten auf die Gallenwege zu beziehenden klinischen
Rezidivsyndrome und unsere Indikationsstellung zum Rezidiveingriff

Klinische Rezidivsyndrome	Indikation zur Operation
Koliken mit Gallenstauung	Operation
Koliken ohne Gallenstauung	zunächst konservativ, falls erfolglos, Operation erwägen
Oberbauchbeschwerden mit Gallenstauung	Operation
Oberbauchbeschwerden ohne Gallenstauung	konservativ
Ikterus mit Verschlußsyndrom	Operation
Ikterus mit Parenchymsyndrom	konservativ
Rezidivierende Cholangitis	Operation

Tabelle 8 Zusammenstellung typischer Operationsbefunde bei Rezidiveingriffen
und ihre operative Therapie

Pathologisch-anatomischer Befund	Operationsmethode
1. Steine, Schlamm oder Steinsäule im Gallengang Gang weit, Cholangitis	Choledochotomie Steinentfernung Meist Choledochoduodenostomie
2. Gallengang erweitert Keine Steine Keine Entzündung Papillenstenose	Transduodenale Sphinkterotomie
3. Steine im Gallengang Gang erweitert Keine Entzündung Papillenstenose	Choledochotomie Steinentfernung Transduodenale Sphinkterotomie
4. Langer Zystikusstumpf (Abb. 96, 97).	Resektion
5. Röhrenstenose bei chronischer Pankreatitis	Choledochoduodenostomie
6. Gallengangstriktur	Gallengangplastik, meist biliodigestive Anastomose erforderlich

3. Operative Taktik bei Rezidivoperationen

Haben wir uns zum Rezidiveingriff entschlossen, eröffnen wir den Oberbauch durch großzügige Laparotomie. In der Regel benutzen wir die Primärinzision, die nach kranial und kaudal in gehöriger Weise erweitert wird. Wie die Primäroperation gliedert sich der Rezidiveingriff in 3 Akte:

ZUGANGSOPERATION
INTRAOPERATIVE DIAGNOSTIK
ORGANOPERATION

Die Zugangsoperation ist meist der schwierigste und langwierigste Akt. In systematischer Weise wird das Ligamentum hepatoduodenale entfaltet, das Foramen Winslowi eröffnet, die Leberpforte und der Duodenalbogen dargestellt. Es folgt die intraoperative Diagnostik.

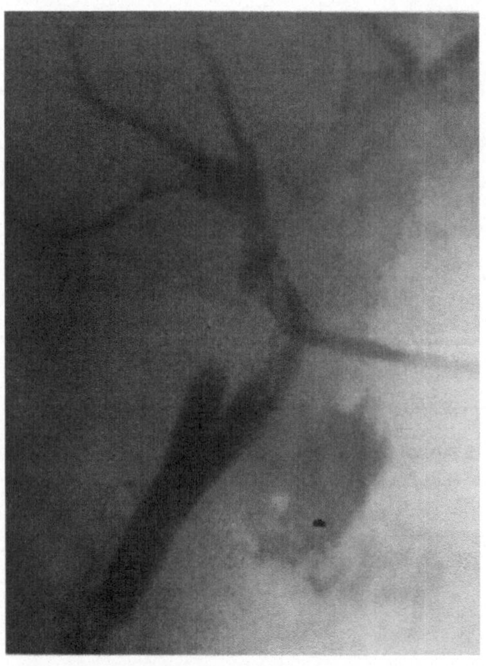

Abb. 96

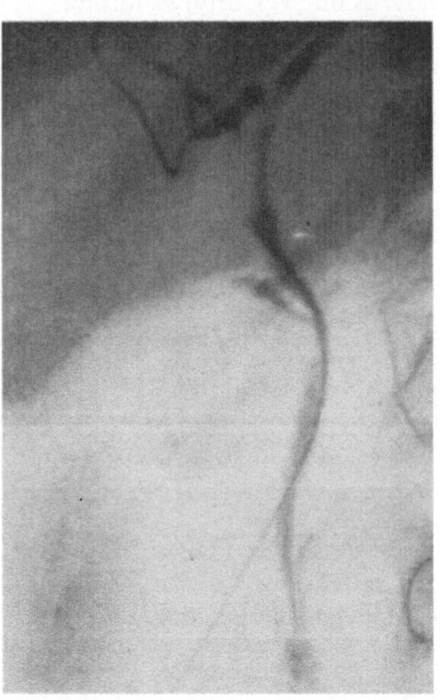

Abb. 97

Abb. 96   Überlanger Zystikusbürzel.
Vor 2 Wochen Cholezystektomie und Gallengangrevision mit Entfernung mehrerer Steine aus dem Gallengang. Kontrollcholangiographie durch T-Drain nach 14 Tagen ergab überlangen Zystikusbürzel. Da keine Beschwerden bestanden, waren weitere Maßnahmen nicht erforderlich. Nach Entfernen des T-Drains beschwerdefrei

Abb. 97   Überlanger Zystikusbürzel.
Vor 2 Jahren Cholezystektomie. Seitdem rezidivierend kolikartige Oberbauchschmerzen, die durch konservative Behandlung nicht zu beeinflussen waren. Bei der Rezidivoperation fand sich neben ausgedehnten Verwachsungen ein überlanger Zystikusbürzel, der reseziert wurde. Das übrige Gallenwegsystem war zart und frei von pathologischen Veränderungen. Postoperativ beschwerdefrei

Durch Inspektion und Palpation wird Lage und Weite des Gallenganges bestimmt sowie nach tastbaren Steinen gefahndet. In jedem Fall führen wir nun die scharfe gebogene Cholangiographiekanüle mit der Spitze leberwärts in den Gallengang ein und fertigen ein Spritzencholangiogramm an. Wollen wir eine Radiomanometrie durchführen, müssen wir eine wesentlich dickere Kanüle einführen. Dazu empfiehlt sich das Standardinstrumentarium von HESS. In der Regel begnügen wir uns beim Rezidiveingriff mit der Cholangiographie allein.

Nach Beendigung der intraoperativen Diagnostik öffnen wir den Gallengang und führen die notwendigen Eingriffe nach den Regeln der Primäroperation durch. Im Gegensatz zur Primäroperation begnügen wir uns beim Rezidiveingriff nur selten mit der Probesondierung und Dehnung der Papille. In der Regel legen wir bei stark erwei-

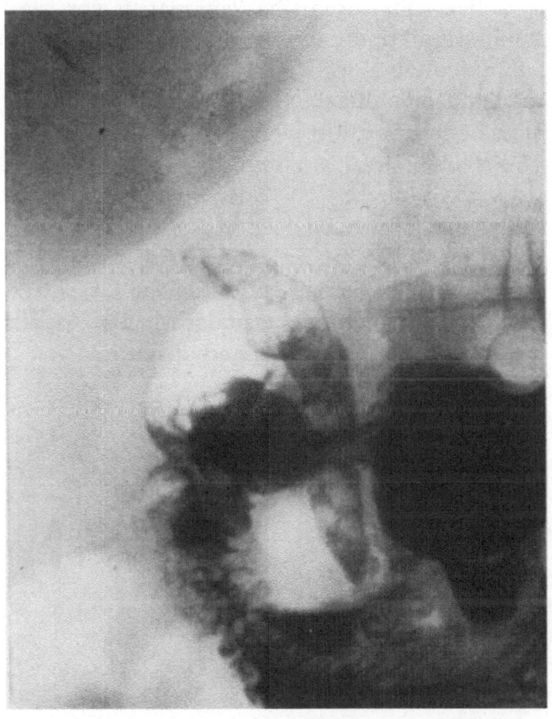

Abb. 98 Blindsacksyndrom nach Choledochoduodenostomie.
63jährige Frau. Vor 2 Jahren Cholezystektomie, Gallengangrevision und Choledochoduodenostomie wegen Cholelithiasis der Gallenblase und des Gallenganges. Jetzt rezidivierende Ikterus- und Fieberschübe. Die Leeraufnahme des Oberbauches zeigt Luftfüllung der Gallenwege. Bei der Bariumbreipassage des Magens und Zwölffingerdarmes tritt das Kontrastmittel prompt durch die Anastomose in die Gallenwege über. Dabei zeigt sich eine Konkrementsäule im distalen Gallengang, die bis in Höhe der Anastomose reicht. Die darüber gelegenen Gallengangabschnitte sind luftgefüllt. Eine erneute Operation (Sphinkterotomie, Ausräumung der Konkremente) wurde von der Patientin abgelehnt. Daher konservative Cholangitisbehandlung.

tertem entzündeten Gallengang eine Choledochoduodenostomie an. Bei engem oder mäßig erweitertem Gallengang führen wir eine transduodenale Sphinkterotomie aus. Wir sind bestrebt, beim 1. Rezidiveingriff die Abflußverhältnisse endgültig zu sichern, da bei weiteren Rezidiveingriffen die Operation immer schwerer und riskanter wird.

Beschwerden nach biliodigestiven Anastomosen bedürfen einer besonderen Besprechung. Es handelt sich hier um Fälle, die schon bei der Primäroperation kompliziert waren. Mit der Anastomose hat der Chirurg in der Regel sein letztes Pulver verschossen. Die klinischen Symptome reichen von leichten Oberbauchbeschwerden nach Diätfehlern bis zu Koliken, Ikterus und Schüttelfrost. Entscheidend für die Indikationsstellung zur Operation sind Gallenstauung und Zeichen einer Cholangitis. In der Praxis stehen wir vor folgenden vier Situationen:

1. Primär zu enge oder geschrumpfte Anastomose. Sie läßt sich bereits präoperativ vermuten, wenn auf der Leeraufnahme keine Luft in den Gallenwegen nachweisbar und
bei der Magen-Darm-Passage keine Kontrastmittelfüllung der Gallenwege erreichbar
ist. In dem gestauten Gallengang bilden sich Rezidivsteine mit Cholangitis. Wir legen
die Papille transduodenal frei und spalten den Sphinkter. Der Gallengang wird von der
Papille aus revidiert und ausgeräumt. Die Anastomose kann unberührt bleiben.
2. Blindsacksyndrom. Trotz weiter Anastomose und fehlender Gallenstauung hat sich
der Blindsack zwischen Anastomose und Papille (die stenotisch ist) mit Steinen,
Schlamm und Speiseresten gefüllt. Das klinische Bild wird beherrscht von rezidivieren-
den Cholangitiden mit und ohne biliäre Stauung. Wir legen die Papille transduodenal
frei und spalten den Sphinkter. Der Gallengang wird von der Papille aus revidiert und
ausgeräumt. Die Anastomose kann unberührt bleiben (Abb. 98).
3. Es liegt eine chronische Pankreatitis vor; sie unterhält die Beschwerden. Die Anastomose funktioniert einwandfrei. Die Anlage der Anastomose war fehlindiziert, die
Sphinkterotomie wäre am Platz gewesen. Wir legen die Papille transduodenal frei und
spalten den Sphinkter. Der Gallengang wird von der Papille her revidiert. Die Anastomose kann unberührt bleiben.
4. Wir finden keinen pathologischen Befund. Dennoch klagt der Kranke über charakte-
ristische Schmerzen bei jeder Speisepassage kurz nach der Nahrungsaufnahme. Die
Röntgenuntersuchung zeigt in der Regel eine weite Anastomose mit Bariumbreifüllung
bis in die Leberäste. Es handelt sich um hyperästhetische Gallenwege bei massivem
Speisereflux. In diesem Falle sind die Decholedochoduodenostomie und die transduodenale Sphinkterotomie erforderlich. Die Magenresektion nach Billroth II wird heute
bei dieser Indikation kaum noch diskutiert.

I. Nachbehandlung

I. DER NORMALE POSTOPERATIVE VERLAUF

Wenn wir die Regeln der Sicherheitschirurgie beachtet und vor allem für freien Gallenabfluß gesorgt haben, dürfen wir mit einem günstigen postoperativen Verlauf rechnen. Aufwendige Nachbehandlungs- und Überwachungsmaßnahmen sind nur in wenigen verschleppten Fällen nötig.

1. Überwachung des postoperativen Verlaufs

Kreislauf und Atmung werden nach den allgemeinen Regeln der Frischoperierten-betreuung überwacht. Beim Gallenoperierten speziell führen wir regelmäßig folgende Kontrollen durch:

1. Kontrolle der Darmtätigkeit durch Auskultation. Das zeitgerechte Ingangkommen der normalen Darmtätigkeit ist ein wichtiger Indikator für ungestörten postoperativen Verlauf.

2. Kontrolle des Feuchtigkeitsgrades der Zunge. Sie ist ein einfacher und sicherer Hinweis auf einen ausgeglichenen Wasserhaushalt.

3. Kontrolle des Verbandes auf Absonderungen aus der Sicherheitsdrainage. Am Operationstag wird noch etwas Blut und gelegentlich etwas gallige Flüssigkeit abgeschieden. Am 2. oder 3. Tag ist der Verband meist trocken.

4. Kontrolle des Gallenflusses aus dem T-Drain. Die Menge wird täglich gemessen und auf der Kurve vermerkt.

5. Kontrolle der Bindehäute auf das Auftreten eines Ikterus.

6. Bei langwierigen und schwierigen Operationen oder bei solchen, die erfahrungsgemäß Komplikationen erwarten lassen, führen wir zusätzlich folgende Untersuchungen durch:

a) am Abend des Operationstages und am 1. Tag post operationem Bestimmung des Blutfarbstoffs und des Hämatokrits.

b) Messung und Registrierung der Ein- und Ausfuhr.

c) Regelmäßige Kontrolle des Elektrolyt- und Säure-Basen-Haushalts.

7. Bei allen Abweichungen vom normalen postoperativen Verlauf erfolgt die sofortige Bestimmung der Diastase im Serum. Häufig wird eine Pankreatitis als Ursache der Störung aufgedeckt.

2. Nachbehandlung bei Eingriffen ohne Eröffnung des Darmkanals
(Cholezystektomie, Gallengangrevision)

Hier führen wir die übliche Laparotomienachbehandlung nach den Regeln der allgemeinen Bauchchirurgie durch. Wie nach allen intraperitonealen Eingriffen besteht eine vorübergehende Darmlähmung. In der Regel kommt die Darmtätigkeit am 2. Tag spontan in Gang, am 3. Tag wird Stuhlgang abgesetzt. Diesen physiologischen Vorgang unterstützen wir durch unsere Nachbehandlung in zweifacher Weise. Zum einen regen wir das Ingangkommen der Darmtätigkeit durch milde Maßnahmen an. Zum anderen wird die orale Zufuhr der darniederliegenden Darmtätigkeit angepaßt. Das Ingangkommen der Darmtätigkeit prüfen wir täglich durch Auskultation. Das routinemäßige Einlegen einer Magensonde ist nicht erforderlich.

Prophylaktische Gabe von Antibiotika führen wir nicht durch. Wir wenden sie gezielt an bei der Operation von schweren Entzündungskomplikationen und beim Vorliegen einer Cholangitis. Thromboseprophylaxe betreiben wir durch Frühaufstehen am 1. Tag nach der Operation und durch Bett- und Atemgymnastik unter Anleitung einer Krankengymnastin.

Tabelle 9   Schema der Nachbehandlung bei Gallenoperationen ohne Öffnung des Darmkanals

	Op.-Tag	1. Tag	2. Tag	3. Tag
Darmtätigkeit	∅	∅ − (+)	(+)	+ Stuhlgang
Darmbehandlung	∅	∅	Wärme, abends Laxans	Klysma
Orale Zufuhr	∅	6 × 20 ml Tee	3 Tassen Tee	Flüssigkeit ad lib. Wasser- haferschleim
Infusionen	500–1000 ml	1000 ml	meist ∅ ggf. 1000 ml	∅

3. Nachbehandlung bei Eingriffen mit Eröffnung des Darmkanals
(biliodigestive Anastomosen, Sphinkterotomie)

Hier führen wir die Nachbehandlung nach dem Schema der Magenresektion durch. Am 2. Tag setzt die spontane Darmtätigkeit ein, am 3. Tag wird Stuhlgang abgesetzt. Mit der oralen Zufuhr sind wir zurückhaltend, um die Anastomosen zu entlasten. Regelmäßig legen wir eine Magendauersonde durch die Nase ein. Die abgesaugte Menge wird gemessen und registriert. Indikation zur Antibiotikabehandlung sind schwere Entzündungskomplikationen und Cholangitis. Prophylaktische Behandlung erfolgt nicht. Thrombosebehandlung durch Frühaufstehen und Krankengymnastik. Nach Eingriffen an der Papille verabfolgen wir täglich 100 000 E Trasylol für 5 Tage.

4. Zusatzbehandlung bei Ikterus und Leberschaden

Diese Patienten sind durch die Operation in zweifacher Hinsicht gefährdet. Oft besteht eine vermehrte Blutungsneigung infolge verminderter Synthese von Gerinnungsfaktoren in der Leber. Die schon präoperativ labile Leberfunktion kann durch Narkose und Operation dekompensieren (Leberkoma). Die Nachbehandlung berücksichtigt prophylaktisch beide Gefahren.

Vor allen Eingriffen bei ikterischen Patienten verabfolgen wir 3 Tage lang ein Vitamin-K-Präparat. Diese Behandlung setzen wir postoperativ fort. Außerdem erhält der Kranke bis zur endgültigen Stabilisierung seines Zustandes täglich eine sog. Leberschutzinfusion. Hierfür sind verschiedene Fertiginfusionen im Handel: Tutofusin LC, Sterofundin CH compositum, Hepasteril B u. a. Man kann sich auch die Leberschutzinfusion selbst herrichten und beliebig modifizieren. Zusammensetzung der Leberschutzinfusion (modifiziert nach KALK):

2 Ampullen Laevocholin

2 Ampullen Vitamin-B-Komplex

1 g Vitamin C

Laevulose 10% ad 500,0

Zusatz von Elektrolytkonzentraten, Nebennierenrindenpräparaten und Analeptika sind bei Bedarf möglich.

Tabelle 10   Schema der Nachbehandlung bei biliodigestiven Anastomosen
und transduodenaler Sphinkterotomie

	Op.-Tag	1. Tag	2. Tag	3. Tag
Darmtätigkeit	⌀	⌀	(+)	+ Stuhlgang
Darmbehandlung	⌀	⌀	2× Wärme 2× Paspertin i. v. 2× Darmrohr	Klysma
Orale Zufuhr	⌀	abends 20 ml Tee	6× 20 ml Tee	3 Tassen Tee Wasser- haferschleim
Infusion	1000 ml	2000 ml	2000 ml	meist ⌀ ggf. 1000 ml

5. Zusatzbehandlung bei Leberkoma

Pathogenetisch handelt es sich postoperativ meist um ein Leberzerfallskoma, doch sollte der Chirurg auch an das Leberausfallskoma und an das Elektrolytkoma denken. In jedem Falle ist die Beiziehung des Internisten angezeigt, weshalb die Komatherapie hier nur in den Grundzügen besprochen wird.

Therapeutische Maßnahmen bei Leberkoma:

1. Absetzen der oralen Eiweißzufuhr.

2. Einlegen der Duodenaldauersonde und kontinuierliches Absaugen des Duodenalsekrets.

3. Dauertropfinfusion mit leberwirksamen und ammoniakentgiftenden Substanzen. Hierfür sind Fertiginfusionen im Handel (Tutofusin CH, Sterofundin CH, Rocmaline, Hepasteril A, Schiwasol LS). Sie enthalten neben den klassischen Leberschutzstoffen l-Arginin und l-Apfelsäure, die der Ammoniakentgiftung im Harnstoffzyklus dienen. Zusatz von Elektrolytkonzentraten, Nebennierenrindenpräparaten und Kreislaufmitteln ist bei Bedarf möglich.

6. Zusatzbehandlung bei Pankreatitis

Finden wir bei einer Gallensteinoperation eine Pankreatitis, so ist diese fast immer bereits abgeklungen oder älter. Stets müssen wir aber mit einem erneuten postoperativen Schub rechnen. Wir verabfolgen daher prophylaktisch täglich mindestens 2mal 100 000 E Trasylol.

Ist es postoperativ zu einer akuten Pankreatitis gekommen, stellen wir die orale Ernährung und Flüssigkeitszufuhr sofort ein und treffen folgende Verordnungen:
1. Parenterale Flüssigkeitszufuhr 2000 bis 3000 ml täglich, je nach Flüssigkeitsbilanz.
2. Mindestens 4mal 100 000 E Trasylol täglich.
3. 3mal täglich 0,5 mg Atropin subkutan.
4. Antibiotische Behandlung (Ampicillin, Tetracyclin).
5. Dauerabsaugung des Mageninhaltes.
6. Behandlung der Kreislaufinsuffizienz und der Darmlähmung.

In leichten Fällen erlauben wir 6mal 20 g Tee. Die Trasylolbehandlung setzen wir bis zur Normalisierung der Diastasewerte fort.

II. DER GESTÖRTE POSTOPERATIVE VERLAUF

1. Nachblutung

Sie ist die bei weitem gefährlichste, weil unmittelbar lebensbedrohende Komplikation. Der Kranke sieht in den ersten Stunden nach der Operation auffallend blaß aus und klagt meist über heftige Schmerzen im ganzen Bauch, die über das hinausgehen, was wir von anderen Kranken gewohnt sind. Der Puls ist frequent. Der Blutdruck kann sich zunächst noch halten. Wird das Zustandsbild nicht erkannt, tritt der Tod unter dem Bild des Kreislaufversagens ein. Ist der Verlauf protrahiert, kann die stündliche Bestimmung von Blutfarbstoff und Hämatokrit eine Hilfe sein, bei perakuten Fällen versagt sie. In der Regel wird die Diagnose klinisch gestellt.

Haben wir den Verdacht auf eine intraabdominale Nachblutung, lassen wir 5 Blutkonserven bereitstellen und bringen den Kranken unverzüglich in den Operationssaal. Mit dem begründeten Verdacht auf eine Nachblutung ist die Indikation zur Relaparotomie bereits gestellt. Nur sie kann das Leben des Kranken jetzt retten. Wir lassen uns auch durch eine fehlende Blutung aus der Sicherheitsdrainage nicht irre machen. Sie ist in diesen Fällen fast immer durch Blutkoagula verstopft.

Unter fortlaufendem Blutersatz erfolgt die Eröffnung der Wunde, notfalls wird der Schnitt erweitert, um großzügige Übersicht zu haben. Zunächst entfernen wir Blut und Blutkoagula und wenden uns dann sofort dem Ligamentum hepatoduodenale zu. Wir suchen nach einer Blutungsquelle. In der Regel blutet es aus der Arteria cystica. Nachdem die Blutungsquelle lokalisiert ist, wird das Ligamentum hepatoduodenale digital abgeklemmt, das blutende Gefäß sauber präpariert und ligiert. Blutungen aus dem Leberbett sind gelegentlich nur durch feste Tamponade zu stillen. Wir benutzen Stryphnongaze. Gelegentlich läßt sich im entzündlich morschen Gewebe zwar eine Klemme legen, jeder Versuch der Ligatur oder Umstechung scheitert aber am sofortigen Durchschneiden und Zerreißen des Gewebes, gefolgt von neuer, stärkerer Blutung.

Großzügige Umstechungen sind in diesem Gebiet nicht erlaubt. Als letzter verzweifelter Versuch empfiehlt sich folgendes Vorgehen: Die gut plazierte Klemme bleibt liegen und wird durch die Wunde nach außen geleitet. Nach 8 bis 10 Tagen wird sie vorsichtig entfernt. Bis zu diesem Termin dürfen wir mit Thrombosierung des Gefäßes und Abgranulierung der Umgebung rechnen.

2. Peritonitis

Peritonitis ist die häufigste Todesursache nach Eingriffen an den Gallenwegen. Sie tritt vorwiegend in der 1. postoperativen Woche auf. Das klassische Bild der Perforationsperitonitis mit plötzlichem heftigen Schmerz und brettharter Bauchdeckenspannung wird kaum jemals beobachtet. Fast immer ist der Verlauf wenig dramatisch. Die hervorstechendsten Symptome sind verzögertes oder fehlendes Ingangkommen der Darmtätigkeit, ungenügendes Ansprechen auf peristaltikerzeugende Maßnahmen, Blähung des Leibes, Darmlähmung, Austrocknungserscheinungen, Kreislaufinsuffizienz. Alles hängt davon ab, den Zustand rechtzeitig zu erkennen, ehe ein toxisches Kreislaufversagen dem Leben des Kranken ein Ende setzt.

Haben wir die Diagnose Peritonitis gestellt, müssen wir uns zur Relaparotomie entschließen. Wir führen eine kurze Vorbereitung durch: Entleeren des Magens durch Dauersonde, Auffüllen des Kreislaufs, Herz- und Kreislaufbehandlung. Bei der Relaparotomie stoßen wir auf galliges oder gallig-eitriges Exsudat, das abgesaugt wird. Wir stellen sofort das Operationsgebiet ein und suchen nach einer Peritonitisquelle: Unbemerkte Läsion der Gallenwege oder des Darmes, Nahtinsuffizienz nach biliodigestiven Anastomosen, subhepatische oder subphrenische Abszesse nach Operation von akuten Entzündungskomplikationen.

Die Peritonitisquellen werden nach den Regeln der Abdominalchirurgie versorgt und ausgiebig drainiert. Ist der Darm im Sinne eines paralytischen Ileus gebläht und schwappend gefüllt, saugen wir ihn mit der Ileussonde nach Enterotomie ab. Wir reinigen die Bauchhöhle und bringen ein Antibiotikum (z. B. Nebacetin) ein. Nachbehandlung nach den Regeln der allgemeinen Chirurgie.

3. Pankreatitis

Sie ist eine nicht seltene, gelegentlich tödliche Komplikation. Gerade in den schweren Fällen wird sie vom Kliniker nach unserer Erfahrung fast niemals erkannt. Sie tritt nicht nur nach Eingriffen am Gallengang oder an der Papille auf. Bei 9 eigenen Beobachtungen von tödlicher postoperativer Pankreatitis wurde 3mal lediglich die Gallenblase entfernt. In allen 9 Fällen lautete die klinische Todesursache Herz- und Kreislaufversagen. Die Pankreasnekrose wurde erst bei der Obduktion entdeckt.

Die Pankreatitis ist eine Komplikation der 1. postoperativen Woche. Die Symptomatologie hat Ähnlichkeit mit der schleichenden Peritonitis. Die Darmtätigkeit kommt nicht oder verzögert in Gang. Der Kranke klagt über Bauchschmerz. Wir finden einen geblähten, leicht druckempfindlichen Leib ohne wesentliche Abwehrspannung (Peritonismus). Der Kreislauf liegt darnieder. Der Tod tritt unter dem klinischen Bild des Herz- und Kreislaufversagens ein. Die Entscheidung bringt die Untersuchung des Urins und Serums auf Diastase. Wir führen sie bei jeder Störung im postoperativen Verlauf sofort durch. Sie ist die einzige Möglichkeit, die richtige Diagnose zu stellen. Hess empfiehlt daher routinemäßige Diastasebestimmungen am 1., 3. und 5. Tag post operationem.

Haben wir eine postoperative Pankreatitis diagnostiziert, leiten wir die bereits besprochene »Zusatzbehandlung bei Pankreatitis« (s. S. 114) ein. Neben einer genauen Registrierung der Ein- und Ausfuhr bestimmen wir täglich die Diastase und 2mal wöchentlich die Serumelektrolyte. Die parenterale Ernährung setzen wir bis zur Besserung des klinischen Bildes, die Trasylolbehandlung bis zur Normalisierung der Diastasewerte fort.

4. Septische Cholangitis, Leberdystrophie

Sie ist eine ernste und häufig tödliche Komplikation. Der Kranke hat Fieber, gelegentlich Schüttelfröste. Er bietet das Bild der Kreislaufinsuffizienz. Ein führendes Organsymptom fehlt zunächst. Kreislaufinsuffizienz in Verbindung mit einem septischen Krankheitsbild sollte den Kliniker an eitrige Cholangitis bzw. septische Cholangitis denken lassen. Bald treten Subikterus und Unruhezustände auf, die auf den drohenden Zusammenbruch der Leberfunktion infolge Leberdystrophie hinweisen. Die Urinproduktion wird eingestellt. Der Kliniker pflegt dann ein »hepatorenales Syndrom« zu diagnostizieren. Der Tod erfolgt im Leberkoma.

Der Kranke befindet sich bei dieser Komplikation in Lebensgefahr. Oft ist unsere Hilfe vergeblich. Wichtigste Voraussetzung für einen glücklichen Ausgang ist freier Abfluß der Galle in den Darm oder durch die Drainage. Wurde diese Grundforderung der Gallenchirurgie bei der Operation nicht erfüllt, muß sie jetzt — falls der Kranke einem Rezidiveingriff noch gewachsen ist — nachgeholt werden. Wir führen die Entlastung der Gallenwege in einfachster Form mittels T-Drainage durch. Allfällige Gallengangsteine werden ausgeräumt. Eingriffe an der Papille unterbleiben. Zusätzlich leiten wir eine hochdosierte parenterale Antibiotikabehandlung ein. Wir beginnen mit einem Tetracyclinpräparat oder Ampicillin und setzen nach Eintreffen der Resistenzbestimmung auf das Antibiotikum der Wahl um. Dem drohenden Zusammenbruch der Leberfunktion begegnen wir durch Anwendung unserer »Zusatzbehandlung bei Leberkoma« (s. S. 113).

5. Abnormer Gallenfluß aus der Sicherheitsdrainage

Normalerweise entleert sich aus der Sicherheitsdrainage am Operationstag etwas Blut, gelegentlich auch etwas Galle. Am 2. oder 3. Tag ist der Verband über der Drainage bereits trocken. Tritt eine stärkere Gallenabsonderung aus der Sicherheitsdrainage auf, richtet sich unser Augenmerk zunächst auf das übrige Abdomen. Bleiben die Zeichen der Peritonitis aus, verhalten wir uns abwartend. Es kann nämlich auch bei völlig normalen Fällen einige Tage lang eine starke Sekretion aus der Sicherheitsdrainage erfolgen. Sie stammt in der Regel aus dem Leberbett. Nicht immer läßt sich die Gallenblase exakt subserös ausschälen. Eröffnung von Gallenkapillaren oder von Ductus hepatocystici sind dann unvermeidlich. Diese Sekretion aus dem Leberbett wird laufend weniger und kommt nach 1 Woche ohne besondere Maßnahmen zum Stehen. In jedem Fall beobachten wir aufmerksam den Abdominalbefund und die Farbe des Stuhlgangs.

Steigert sich die Sekretion aus der Sicherheitsdrainage, kommt sie bis zum Ende der 1. Woche nicht zum Stehen und wird der Stuhl acholisch, liegt eine ernste Komplikation vor. Wir führen jetzt durch das gut abgedichtete Sicherheitsdrain mit einer aufgesetzten Olivenspritze unter Durchleuchtungskontrolle eine Kontrastmittelfüllung durch und klären die Verhältnisse:

a) Es liegt eine Insuffizienz des Zystikusstumpfes vor. Röntgenologisch füllt sich das ganze Gangsystem kontinuierlich auf. Abfluß in den Zwölffingerdarm ist nachweisbar. Die Galle fließt nur zum Teil durch die Drainage ab. Der Stuhl ist nicht völlig entfärbt.

Ein operativer Eingriff ist nicht erforderlich. Wir bringen am Sicherheitsdrain ein Schlauchsystem an und leiten die Galle in einen Beutel ab. Wir warten 2 Wochen. Dann kürzen wir die Drainage zentimeterweise. Der Granulationskanal schließt sich rasch, vorausgesetzt, daß keine Abflußhindernisse im Gallengang zurückgeblieben sind. Liegt ein Abflußhindernis vor, ist ein Rezidiveingriff indiziert.

b) Es liegt eine Kontinuitätsdurchtrennung der Gallenwege vor. Die Leberäste des Ductus hepaticus füllen sich durch das Drain auf. Der Ductus choledochus stellt sich nicht dar. Meist ist der Ductus hepaticus nahe der Leberpforte durchtrennt. Die gesamte Galle (1000 bis 1500 ml in 24 Stunden) fließt aus dem Sicherheitsdrain nach außen. Ikterus besteht daher nicht. Der Stuhl ist acholisch. Der Patient ist bei relativem Wohlbefinden.

Die Relaparotomie ist unvermeidlich. Wir stellen 5 Blutkonserven bereit und richten uns auf einen langen und schwierigen Eingriff ein. Eröffnung der Bauchhöhle im alten Schnitt. Erweiterung des Schnittes nach beiden Seiten, so daß ein großzügiger Überblick über den subhepatischen Raum entsteht. Wir lösen Verwachsungen und Verklebungen und stellen das Ligamentum hepatoduodenale und die Leberpforte dar. Der leberwärtige Stutzen des Ductus hepaticus wird durch die Gallenabsonderung identifiziert. Meist ist die Öffnung schon etwas geschrumpft. Sie wird mit Gallensonden aufgedehnt und anschließend mit Haltefäden (atraumatische Nadel) angeschlungen.

Die Rekonstruktion ist auf 2 Arten möglich:
1. Der distale Stutzen wird aufgesucht und mit dem proximalen Stutzen über einem T-Drain End-zu-End vereinigt (LAHEY). Wir führen dieses Verfahren nur primär beim intraoperativ erkannten Zwischenfall durch. Beim Sekundäreingriff wenden wir es nicht an. Meist bestehen bereits Kaliberunterschiede zwischen den zu vereinigenden Lumina. Das ganze Operationsgebiet ist entzündlich infiltriert, so daß Anastomosen mit diesem Material infolge Durchschneidens der Nähte insuffizienzgefährdet sind. Wir ziehen für den Sekundäreingriff daher das 2. Verfahren vor.
2. Hepatikojejunostomie. Hierbei wird gesunde Darmwand an die Leberpforte herangebracht. Die Anastomose ist gegebenenfalls mehrschichtig sicher zu konstruieren. Wir führen die Anastomose stets End-zu-Seit mit einer nach ROUX y-förmig ausgeschalteten Jejunumschlinge über einer temporären Prothese aus (s. S. 84). Die Endoprothese bleibt mindestens 3 Monate, in schwierigen Fällen 6 bis 12 Monate liegen.

c) Aus der Anastomose entleeren sich Gallen- und Duodenalsaft. Hier wurde eine biliodigestive Anastomose, meist eine Choledochoduodenostomie insuffizient. Wir untersuchen das Abdomen. Fehlen die Zeichen einer Peritonitis, dürfen wir damit rechnen, daß die Insuffizienz bereits durch Verklebungen gegen die freie Bauchhöhle abgedichtet ist. Damit fällt die Entscheidung für die konservative Behandlung.

Wir bringen an der Sicherheitsdrainage eine Dauersaugung an und schützen die Haut mit Pasta rusci (Rp: Oleum Rusci 2,0, Pasta Zinci ad 200,0). Wir führen außerdem eine Magensonde ein und saugen den Magensaft kontinuierlich ab. Die orale Ernährung wird unterbrochen und eine vollbilanzierte parenterale Ernährung eingeleitet. Die konservative Behandlung der Nahtinsuffizienz ist eine schwierige und aufwendige Aufgabe. Tägliche Aufstellung der Flüssigkeitsbilanz und Kalorienberechnung, 2mal wöchentlich Bestimmung der Serumelektrolyte, des Bluteiweißspiegels und des Säure-Basen-Haushalts sind die Mindestforderungen, die an Arzt und Pflegepersonal erhebliche Anforderungen stellen. Die Zufuhr hochkonzentrierter Nährlösungen wird wesentlich erleichtert durch Einlegen eines Polyäthylenkatheters in die Vena cava.

Die Saugbehandlung führen wir 2 Wochen lang durch. Dann wird das Drain durch ein dünneres ersetzt und allmählich gekürzt. Bei glücklichem Verlauf kann die Wunde in 4 Wochen trocken sein.

Gefährlicher wird die Situation, wenn sich mit Beginn des Ereignisses die Zeichen einer diffusen Peritonitis ausbilden. Hiermit ist die Entscheidung zur sofortigen Relaparotomie gefallen. Wir eröffnen die Bauchhöhle im alten Schnitt und stellen sofort das Ligamentum hepatoduodenale dar. Äußerste Behutsamkeit ist am Platze, um nicht weitere Zerstörungen zu verursachen. Die Sekundärnaht führt fast niemals zum Ziel. Im entzündeten Gebiet schneiden alle Nähte durch .Wir legen eine gut plazierte Saugdrainage ein und dichten das Gebiet mit Netz gegen die freie Bauchhöhle ab. Diese wird gereinigt und mit einem Antibiotikum beschickt. Die Weiterbehandlung erfolgt nach den Regeln der konservativen Fistelbehandlung.

6. Aszitesfistel

Postoperativ entleert sich seröse Flüssigkeit in steigender Menge aus dem Sicherheitsdrain. Diese Kranken hatten schon präoperativ eine gestörte Leberfunktion, die nach dem Eingriff vollends dekompensierte. Es bilden sich rasch Meteorismus, Aszites und gelegentlich auch ein Ikterus aus.

Wir entfernen das Drain zur gewohnten Zeit und decken die Fistel regelmäßig mit frischem Verband ab. Gleichzeitig leiten wir die internistische Lebertherapie ein. Sie wird unterstützt durch eine gezielte Aszitestherapie (Substitution des Bluteiweißbildes, salzfreie Ernährung, Aldactone A, eventuell kombiniert mit Saluretika). Mit Besserung der Leberfunktion und Ausschwemmung des Aszites schließt sich die Fistel von selbst.

7. Postoperativer Ikterus

a) Passagerer Ikterus in den ersten Tagen nach der Operation ist oft bedeutungslos. Er wird verursacht durch Blutkoagula, die zu einer Gangverlegung führten, oder durch entzündliche Schwellung im Operationsgebiet. Gelegentlich mag auch ein kleiner Stein spontan abgegangen sein. Eine postoperative Pankreatitis, ein Hämolysezwischenfall nach Bluttransfusion oder die Resorption eines größeren Hämatoms können mit passagerem Ikterus einhergehen.

b) Ikterus in den ersten 24 bis 48 Stunden beginnend. Die Gelbfärbung nimmt langsam zu. Der Stuhl wird acholisch. Biochemisch finden wir das Bild des Verschlußikterus. Der Kranke ist bei relativem Wohlbefinden. Liegt keine Infektion vor, warten wir 1 Woche ab und kontrollieren regelmäßig den biochemischen Befund und die Stuhlbeschaffenheit. Kommt es nicht zur spontanen Rückbildung des Ikterus, erfolgt in der 2. Woche die Relaparotomie. Wir rechnen mit einer Unterbindung des Hauptgallenganges oder einer Verlegung des Gallenganges durch einen übersehenen Stein.

Die Bauchhöhle wird im alten Schnitt eröffnet und die Inzision nach beiden Seiten erweitert. Wir stellen sofort das Ligamentum hepatoduodenale und die Leberpforte dar und suchen den Gallengang auf.

α) Steinverschluß. Der Gallengang ist gestaut. Meist ist präpapillär der Stein tastbar. Wir führen ein Spritzencholangiogramm nach Direktpunktion des Gallenganges durch. Die Behandlung erfolgt nach den Regeln der Primäroperation bei Cholangiolithiasis.

β) Ligatur des Hauptgallenganges. Gelingt es uns, den Ductus choledochus aufzufinden, wird er mit einer scharfen gebogenen Kanüle punktiert und ein Spritzencholangiogramm angefertigt. Es stellt sich in der Regel ein auffallend schlanker Ductus choledochus mit glattem Abfluß in das Duodenum dar. Trotz erhöhtem Füllungsdruck kommt es leberwärts zu keiner Auffüllung. Die fehlende Füllung leberwärts ist ein wichtiger Hinweis auf eine Ligatur oder Durchtrennung des Gallenganges.

Meist können wir aber an der gewohnten Stelle keinen Gallengang mehr auffinden. Wir wenden uns dann den Ligaturen in der Gegend der Leberpforte zu. Sie werden freipräpariert und der Reihe nach gelöst. Plötzlich entleert sich gestaute Galle im Schwall. Wir haben den unterbundenen Hepatikusstutzen gefunden. Der Ductus hepaticus ist meist dicht an der Leberpforte ligiert. In der Regel fehlt ein Stück des Gangsystems. Wir halten uns mit der Suche nach dem distalen Stutzen nicht auf und wählen das sicherste Rekonstruktionsverfahren: Die Hepatikojejunostomie. Die Ränder des Hepatikusstutzens werden präpariert und nach entsprechender Vorbereitung mit einer y-formig nach Roux ausgeschalteten Jejunumschlinge anastomosiert (s. S. 84).

c) Ikterus nach einigen Wochen beginnend. Es kann sich um einen Verschlußikterus infolge Stein, Striktur oder um ein primär übersehenes Malignom handeln. Es kann aber auch eine Serumhepatitis vorliegen. Die Entscheidung bringt der biochemische Befund, der während einer Verlaufskontrolle von 2 Wochen wiederholt wird. Im Falle einer Hepatitis wird der Patient internistisch weiterbehandelt. Bei Verschlußikterus stellen wir die Indikation zur Rezidivoperation. Ein Steinverschluß wird nach den Regeln der operativen Behandlung der Cholangiolithiasis versorgt. Finden wir eine Striktur, ist sie fast immer langstreckig. Wir durchtrennen den Ductus hepaticus oberhalb der Striktur im erweiterten Teil und führen das einfachste und sicherste Rekonstruktionsverfahren durch: Die Hepatikojejunostomie End-zu-Seit. Ein Tumor wird nach den Regeln des malignen Verschlußikterus behandelt.

8. T-Drain-Komplikationen

Differentialdiagnose der T-Drain-Komplikationen

a) Aus dem T-Drain fließt keine Galle.
Wir prüfen folgende Möglichkeiten:
1. Verstopfung durch Blutkoagula oder Gallengrieß. Wir spülen mit physiologischer Kochsalzlösung unter sterilen Kautelen vorsichtig an.

2. Abknickung oder Herausrutschen eines Schenkels aus dem Gallengang. Diese Komplikation erkennen wir mittels einer Cholangiographie durch das T-Drain.
3. Schwerer Leberschaden mit Sistieren der Gallenproduktion. Bei der Cholangiographie durch das T-Drain finden sich regelrechte Gang- und Drainverhältnisse.
4. Übersehen eines leberwärts gelegenen Hindernisses. Meist handelt es sich um einen Stein, einen Tumor oder eine Ligatur des Ductus hepaticus. Diese Komplikationen werden ebenfalls mittels eines Cholangiogramms durch das T-Drain erkannt.

b) Es fließt Galle neben dem T-Drain oder aus der Sicherheitsdrainage ab.
Hier besteht eine Insuffizienz der Choledochotomienaht, oder das T-Drain ist aus dem Gallengang herausgerutscht.

c) Aus dem T-Drain entleert sich eine übergroße Sekretmenge.
1. Es handelt sich um einen Rückfluß von Galle und Duodenalsaft. Das beobachten wir beim transpapillären T-Drain nach CATTELL (das wir nicht mehr anwenden) und auch gelegentlich nach transduodenaler Sphinkterotomie. Dabei ist ein Rückfluß von Duodenalsaft durch die klaffende Papille möglich. Wir hängen den Auffangbeutel höher und regulieren auf diese Weise den Gallenfluß.
2. Es wird eine große Menge dünnflüssiger, wenig gefärbter Galle abgesondert. Diese Gallenflut deutet auf eine Leberinsuffizienz hin und wird nach Verschlußikterus gelegentlich beobachtet.

d) Bei Abklemmen des T-Drains treten Oberbauchbeschwerden, Koliken oder Ikterus auf. Wir vermuten ein übersehenes Abflußhindernis. Klärung bringt die Cholangiographie durch das T-Drain.
1. Wir finden einen Residualstein (Abb. 99). In diesem Falle stellen wir die Indikation zur Rezidivoperation. Das T-Drain wird nicht entfernt, es dient bei der Operation als Leitschiene zum Gallengang. Immer wieder versuchte man, Residualsteine bei liegendem T-Drain durch Chemolyse aufzulösen. Mehrere eigene Bemühungen blieben ohne überzeugenden Erfolg. In der Regel ist die Rezidivoperation nicht zu umgehen. Wer Chemolyse versuchen will, dem sei das Verfahren von PRIBRAM empfohlen.
2. Wir finden eine Papillenstenose. Ist die Stenose (nach Gabe von Spasmolytica) komplett, ist ein Rezidiveingriff unvermeidlich. Tritt das Kontrastmittel aber in den Darm über, verhalten wir uns konservativ. Das T-Drain wird entfernt und eine Cholangitisbehandlung eingeleitet. Wir dürfen hoffen, daß nach Abklingen der Entzündung und Abheilen eventueller instrumenteller Verletzungen der Papille die Stenose sich behebt. Sollten Beschwerden anhalten, erfolgt die weitere Indikationsstellung nach den Regeln für die Rezidivoperation (s. S. 107).
3. Wir erheben keinen pathologischen Befund. Das T-Drain wird entfernt und eine Langzeitnachbehandlung eingeleitet (siehe Weiterbehandlung, S. 123).

Behandlung der T-Drain-Komplikationen

Wir prüfen als erstes, ob Zeichen einer Peritonitis auftreten. In diesem Fall ist die Relaparotomie unverzüglich indiziert. Wir müssen annehmen, daß Galle in die freie Bauchhöhle fließt.

Abb. 99 Residualstein in der Papille mit Blockierung des Kontrastmittelabflusses in den Zwölffingerdarm.
Vor 2 Wochen Cholezystektomie und Gallengangrevision mit Entfernung mehrerer Steine. Nach Abklemmen des T-Drains Oberbauchschmerzen. Kontrollcholangiographie durch T-Drain zeigt einen Residualstein in der Papille, der durch erneuten Eingriff entfernt wird

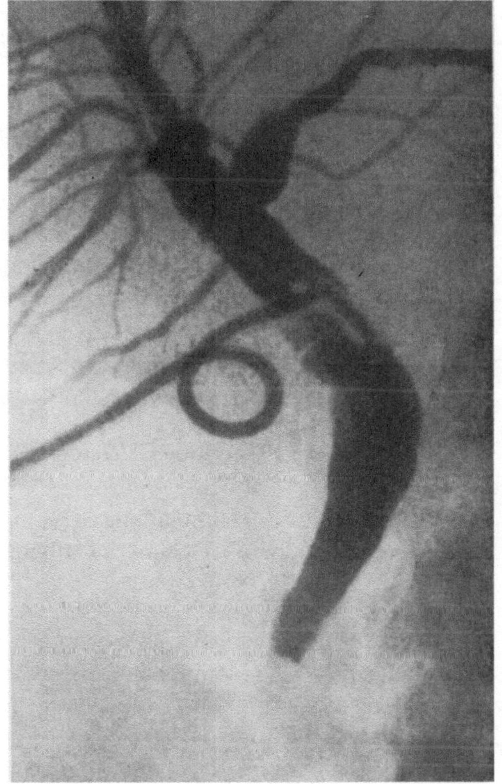

Besteht keine Peritonitis, prüfen wir die Durchgängigkeit des T-Drains durch vorsichtige Spülung. Anschließend führen wir ein Cholangiogramm durch.

Ist das T-Drain aus dem Gallengang herausgerutscht oder verlegt es ihn durch Abknickung, wird es entfernt. Danach müssen wir mit Gallenfluß aus der Sicherheitsdrainage rechnen. Wir kontrollieren in diesem Falle mehrmals täglich das Abdomen auf Zeichen einer galligen Peritonitis.

Liegt eine Insuffizienz der Choledochotomie vor, lassen wir das T-Drain und die Sicherheitsdrainage so lange liegen, bis die Gallesekretion neben dem T-Drain und aus der Sicherheitsdrainage aufhört. Dann werden die Drains in üblicher Weise entfernt.

9. Differentialdiagnose der postoperativen Komplikationen

Die postoperativen Komplikationsmöglichkeiten sind zahlreich, demgegenüber ist das klinische Bild recht eintönig. Die klinischen Kardinalsymptome, die auf einen gestörten postoperativen Verlauf hinweisen, sind:

1. Abnormer Gallenfluß aus der Sicherheitsdrainage.
2. Ikterus.
3. Kreislaufinsuffizienz.
4. Darmlähmung.
5. Anhaltendes Fieber.

In den folgenden Ausführungen stellen wir zu jedem klinischen Leitsymptom noch einmal die pathologisch-anatomischen Möglichkeiten zusammen, die ihm zugrunde liegen können.

1. Abnormer Gallenfluß aus der Sicherheitsdrainage.

Ursachen:
a) Absonderung aus dem Leberbett.
b) Zystikusstumpfinsuffizienz.
c) Durchtrennung oder Verletzung des Hauptgallenganges.
d) Insuffizienz der Choledochotomienaht.

2. Ikterus.

Passagerer Subikterus in den ersten Tagen nach der Operation ist meist harmlos.

Ikterus nach 24 bis 48 Stunden auftretend und zunehmend.

Ursachen:
a) Unterbindung des Hauptgallenganges.
b) Steinverschluß bei übersehenem Gallengangstein.

Ikterus nach einigen Wochen auftretend.

Ursachen:
a) Steinverschluß des Hauptgallenganges.
b) Papillenstenose.
c) Gallengangstriktur.
d) Hepatitis.

3. Kreislaufinsuffizienz.

Mehr als 50% der tödlichen Komplikationen verlaufen unter dem Bild der Kreislaufinsuffizienz. Dabei ist nur in einem kleinen Prozentsatz der tödliche Ausgang auf ein primäres Herz- und Kreislaufversagen zurückzuführen. Hinter der Maske des Herz- und Kreislaufversagens verbergen sich zahlreiche lebensbedrohliche Komplikationen anderer Organsysteme. Die Diagnose Kreislaufversagen stellt dem Kliniker die Aufgabe, unverzüglich die zugrunde liegende anatomische Komplikation zu ermitteln, die unter dem Bilde des Herz- und Kreislaufversagens verläuft.

Kreislaufversagen im unmittelbaren postoperativen Verlauf muß an eine Nachblutung denken lassen. Kreislaufinsuffizienz in Verbindung mit Störungen der Darmmotilität erfordert im postoperativen Verlauf besondere Aufmerksamkeit. Verdacht auf Peritonitis besteht auch, wenn die Schmerzhaftigkeit des Abdomens nur unbedeutend ist. Fehlende Sekretion aus der Sicherheitsdrainage schließt gallige Peritonitis und Cholaskos nicht aus. Immer ist Kreislaufinsuffizienz auch ein Leitsymptom der postoperativen Pankreatitis und oft das erste und eindrucksvollste Zeichen der akuten Leberdystrophie. Später erst folgen Ikterus, Diuresestörung, motorische Unruhe und Störungen des Sensoriums.

4. Darmlähmung.

Jede Störung der Darmtätigkeit ist ein wichtiger Hinweis auf eine postoperative Komplikation. Die häufigsten Ursachen sind Pankreatitis und Peritonitis.

III. DIE WEITERBEHANDLUNG

Hierunter verstehen wir die ärztliche Betreuung und Führung des Operierten nach
der Entlassung aus der stationären Behandlung. Sie liegt meist in Händen des praktischen Arztes oder eines Internisten. Gelegentlich wird ein Kuraufenthalt in einem
Heilbad an die Operation angeschlossen.

1. Weiterbehandlung nach einfacher Cholezystektomie

Eine besondere Behandlung ist nicht erforderlich. Wir empfehlen dem Operierten,
noch 3 Monate lang milde Diät (Gallen-Leber-Schonkost) einzuhalten, bis sich das
biliäre System an die veränderten Verhältnisse gewöhnt hat. Auch die Verordnung
eines Cholagogums oder Fermentpräparates ist gelegentlich angezeigt.

2. Weiterbehandlung nach Gallengangrevision

Steinleiden, Papillenstenose und Cholangitis sind die Trias der Gallengangerkran-
kungen. Die beiden ersten werden durch den Eingriff beseitigt. Die Cholangitis in ihren
verschiedenen Formen bedarf einer zusätzlichen medikamentösen Behandlung. Sie ist
eine Ursache des Steinrezidivs, der entzündlichen Papillenstenose oder der aszendierenden Cholangiohepatitis. Die Cholangitis als kausaler Faktor für diese Folgekrankheiten
wurde bisher im Therapieplan nicht immer genügend berücksichtigt.

Viele Chirurgen entlassen ihre Patienten nach gelungener Operation mit der Anwei-
sung, jetzt alles essen zu können, da sie nun ganz gesund seien. Dabei wird übersehen,
daß die chirurgische Sanierung der Gallenwege zwar der wichtigste, aber nicht der alleinige Faktor im Heilplan ist. Wir dürfen insbesondere die Cholangitis nicht sich selbst
überlassen, in der Hoffnung, daß diese nach Beseitigung der Stauung schon ausheilen
werde. Eine gründliche internistische Nachbehandlung schließt sich an.

Parallelen mit dem Nierensteinleiden drängen sich auf. Dort ist es seit langem selbstverständlich, die operative Steinentfernung mit einer intensiven, notfalls langzeitigen
Infektbekämpfung zu kombinieren. Die Verhältnisse liegen hier aber insofern viel einfacher, als sich jeder Arzt durch eine Untersuchung des Urins, ja oft schon durch die
einfache Betrachtung vom Vorhandensein eines Harnweginfektes überzeugen kann.

Im Bereich der Gallenwege steht uns postoperativ ein direkter Infektnachweis nicht
mehr zur Verfügung. Wir sind auf indirekte Zeichen (BKS, Leberstatus, Leberbiopsie)
angewiesen, die uns einen vagen Rückschluß ermöglichen, wie es im Inneren der Gallenwege aussieht. Diese Unsicherheit zwingt dazu, eher länger als zu kurz, eher intensiver als zu wenig zu behandeln.

Die wichtigsten therapeutischen Gesichtspunkte für die Weiterbehandlung seien in
ihren Grundzügen besprochen. Auf die Lehrbücher der Inneren Medizin, der Gastroenterologie und der Hepatologie wird verwiesen.

1. Infektbekämpfung durch antibiotische oder chemotherapeutische Behandlung. Wir
leiten mit einer Tetracyclin- oder Ampicillinbehandlung ein und schließen eine Lang-
zeitbehandlung mit Bilamid oder einem Depotsulfonamid an.

2. Förderung des Gallenflusses. Wir verordnen Kombinationspräparate, die gleichzeitig choleretisch und cholekinetisch wirken. Meist enthalten sie noch milde Gallenweg-desinfizientien und Laxantien (Chologen, Cholkugeletten, Felicur, Cholagogum Nattermann, Gallosanol u. a.). Auch eine Haustrinkkur mit Gallentee oder einer Heilquelle ist empfehlenswert.
3. Verabreichung einer milden Gallenschonkost für zunächst 3 Monate.
4. Wegen Sub- oder Anazidität bei Gallenwegerkrankungen ist oft eine entsprechende Substitutionstherapie angezeigt.
5. Bei postoperativen Schmerzzuständen, die sich gelegentlich in der ersten Zeit nach Gallenoperationen — speziell nach biliodigestiven Anastomosen — noch einstellen, empfehlen sich Spasmoanalgetica als Suppositorien und Wärmeapplikation. Auch Paspertin hat sich bei dieser Indikation bewährt.

IV. SOZIALMEDIZINISCHE GESICHTSPUNKTE

Die Dauer des Krankenhausaufenthalts hängt vom Entwicklungsstadium des Gallensteinleidens, von Begleiterkrankungen und von der Art der erforderlichen Operation ab. Begleiterkrankungen des kardiopulmonalen Systems, akute Entzündungskomplikationen des Gallensteinleidens oder die Einstellung eines Diabetes mellitus erfordern oft eine mehrwöchige konservative Vorbehandlung. Nach der Operation beträgt der Krankenhausaufenthalt bei glattem postoperativen Verlauf für eine Cholezystektomie 10 bis 14 Tage, bei Gallengangrevisionen, Sphinkterotomie und Gallenweganastomosen 3 Wochen. Durch Komplikationen im postoperativen Verlauf kann sich der Aufenthalt wesentlich verlängern.

Im Laufe der Weiterbehandlung stellt sich die Frage nach einem Kuraufenthalt in einem Gallenheilbad. Nach Eingriffen am Gallengang sollte eine Kur ärztlich befürwortet werden. Gerade bei der Behandlung von Restbeschwerden und Cholangitis erzielen wir mit den vielfältigen Kurmaßnahmen (Trinkkur, Diät, medikamentöse und physikalische Behandlung) unter badeärztlicher Leitung gute Erfolge. Nach einfacher Cholezystektomie ist ein Kuraufenthalt in der Regel nicht so nötig, doch kann auch hierbei die Umstellung nach Ausfall des Gallenblasenreservoirs durch Kurmaßnahmen reibungsloser und schneller erfolgen.

Dauernde Mind. d. Erwerbsf. nach einer Cholezystektomie ist nicht zu erwarten. Arbeitsbehinderungen durch Leberschäden werden internistisch beurteilt. Narbenhernien können eine Mind. d. Erwerbsf. von 10 bis 30% zur Folge haben. Eine operative Beseitigung sollte angestrebt werden. Gleiches gilt für Rezidivbeschwerden, die einer chirurgischen Behandlung zugängig sind.

K. Die Letalität der Gallensteinchirurgie

Gallensteinchirurgie ist nur selten echte Notfallchirurgie. Um so schwerer wiegt die Operationsletalität. Sie beeinflußt die Indikationsstellung zum operativen Eingriff. In der Regel wendet sich der Steinkranke zuerst an praktische Ärzte und Internisten. Sie bestimmen den Behandlungsplan. Von ihrer Aufgeschlossenheit gegenüber der operativen Behandlung hängt es ab, ob und wann der Kranke chirurgisch behandelt wird. Wir sind überzeugt, daß der Gedanke an die Letalität der Operation gerade bei den verantwortungsbewußtesten Ärzten die Entscheidung mit beeinflußt.

Für den Chirurgen ist die Letalitätsstatistik der einfachste und zugleich wichtigste Gradmesser seines Erfolges, hinter dem alle anderen Bewertungsmaßstäbe zweitrangig sind. Die Fortschritte der allgemeinen Chirurgie und der Anästhesie haben auch in der Gallenchirurgie die Letalität erfreulich gesenkt. Durchschnittswerte großer Langzeitstatistiken genügen daher für die Beurteilung des heutigen Operationsrisikos nicht mehr. Sie sind eher irreführend. Es ist nötig, die Letalität im Zeitprofil zu untersuchen, um die heute gültigen Werte zu erhalten und sie nicht durch die zwangsläufig schlechteren Ergebnisse früherer Jahrzehnte zu verwässern.

Wir legen den folgenden Ausführungen zur Letalität die Ergebnisse der Chirurgischen Klinik der Städtischen Krankenanstalten in Ludwigshafen am Rhein zugrunde. In den Jahren 1930 bis 1967 wurden 3231 Operationen wegen gutartiger Erkrankungen der Gallenwege durchgeführt. Davon entfallen allein auf die Jahre 1962 bis 1967 — in denen nach den Regeln dieses Buches verfahren wurde — 1151 Operationen.

1. Gesamtletalität

In den Jahren 1930 bis 1967 starben von 3231 operierten Patienten 164 während des stationären Aufenthaltes. Das entspricht einer Durchschnittsletalität von 5,1% für den gesamten Beobachtungszeitraum. Diese Zahl spiegelt nicht den heutigen Stand der Gallenchirurgie wider. Im Zeitprofil finden wir eine starke und laufende Abnahme der Letalität. Berechnet an 5 Jahresgruppen wurde die höchste Gesamtletalität in den Kriegsjahren 1940 bis 1944 mit 12,4% beobachtet, die niedrigste 1960 bis 1967 mit 1,9%. Die absolut höchste Jahresletalität betrug 18% im Jahre 1932, die niedrigste 0,8% im Jahre 1966.

2. Abhängigkeit der Letalität vom Lebensalter

Die Durchschnittsletalität von 5,1% verteilt sich auf die Lebensjahrzehnte unterschiedlich. Während der Beobachtungszeit ist sie bei den 20- bis 29jährigen mit 1,2% am niedrigsten, bei den über 70jährigen erreicht sie 39%. Fassen wir im Gesamtmaterial die Jahrgangsgruppen unter 60 Jahren zusammen, so beträgt die Letalität 3,8%, über 60 Jahren 15%, also fast das Vierfache.

Diese am Gesamtmaterial gewonnenen Ergebnisse stellen noch nicht den heutigen Stand der Gallenchirurgie dar. Wiederum ist die Untersuchung im Zeitprofil erforderlich. Diese zeigt während des gesamten Beobachtungszeitraumes eine erfreuliche Senkung der Letalität in allen Altersgruppen. Heute bleibt die Letalität bis zum 69. Lebensjahr deutlich unter 5%. Erst bei Patienten im 8. Lebensjahrzehnt beträgt sie auch heute noch 13,5%.

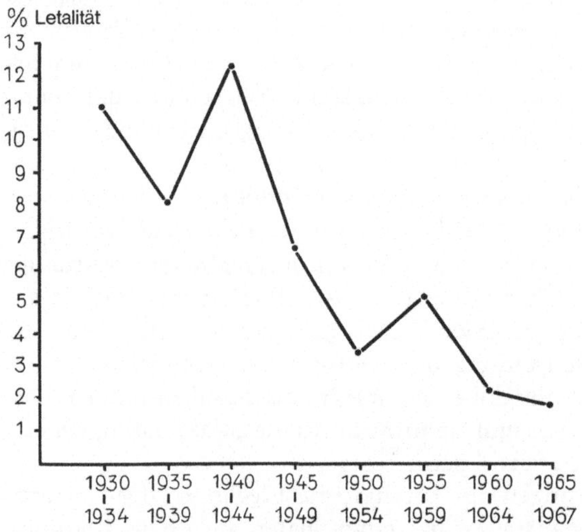

Tabelle 11 Zeitprofil der Letalität bei Gallensteinoperationen in den Jahren 1930 bis 1967 anhand von 3231 Fällen. Prozentuale Berechnung der Letalität an Fünfjahresgruppen

3. Abhängigkeit der Letalität von der Art der Erkrankung

Für diese Fragestellung teilen wir das Krankengut in 5 Gruppen ein. Ihnen entsprechen die unterschiedlichen Entwicklungsstadien des Steinleidens.

1. Einfache Cholezystolithiasis mit und ohne Entzündungserscheinungen leichten Grades, einschließlich Hydrops.
2. Schwere Entzündungskomplikationen (Gallenblasenempyem, Pericholezystitis, Pericholezystitischer Abszeß).
3. Freie Perforation der Gallenblase mit diffuser Peritonitis.
4. Cholangiolithiasis.
5. Verschlußikterus.

Befundgruppe 1 bezeichnen wir als einfache Cholelithiasis. Befundgruppe 2 bis 5 zuzüglich gutartiger Papillenstenosen als komplizierte Cholelithiasis.

Die Letalitätskurven der einfachen und komplizierten Cholelithiasis im Zeitprofil zeigen, daß während des ganzen Beobachtungszeitraumes die Letalität der komplizierten Cholelithiasis deutlich über derjenigen der einfachen Cholelithiasis lag. Berechnet an 5-Jahres-Gruppen lag bei der einfachen Cholelithiasis die höchste Letalität bei 5,5% (1940—1944), die niedrigste bei 0,2% in den Jahren 1965 bis 1967. Demgegenüber betrug die Letalität des komplizierten Steinleidens in den ersten 2 Jahrzehnten des Beobachtungszeitraumes fast 20%. Erst ab 1960 wurde die 5%-Grenze unterschritten. In den Jahren 1965 bis 1967 betrug die Letalität dann nur noch 2,9% (Tabelle 12).

Betrachten wir nun die Befundgruppen der komplizierten Cholelithiasis im einzelnen: Während des Beobachtungszeitraumes gelang eine globale Senkung der Letalität

Tabelle 12 Verhalten der Operationsletalität bei einfacher und komplizierter Cholelithiasis in den einzelnen Jahrzehnten des Beobachtungszeitraumes

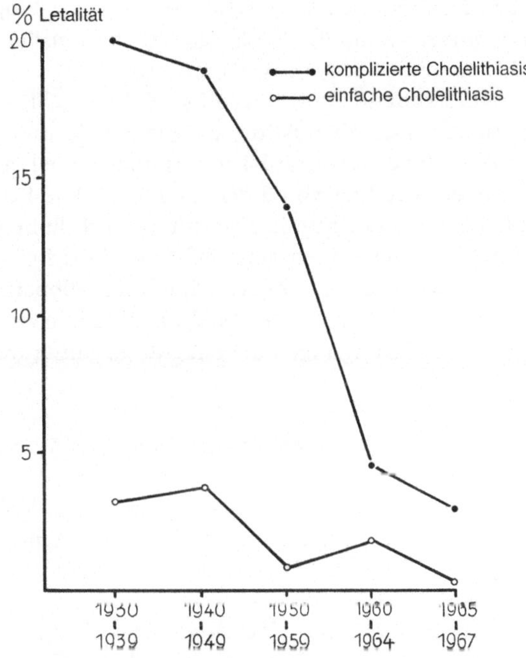

von 20% auf 2,9%. Am nachhaltigsten besserten sich die Ergebnisse bei den Steinwanderungskomplikationen. Die Letalitätswerte bei der Cholangiolithiasis fielen von 24% auf 2,6%. Das führen wir auf die bessere Erkennung von Abflußhindernissen durch erweiterte intraoperative Subtildiagnostik (Cholangioskopie, Radiomanometrie, intraoperative Cholangiographie) und auf deren konsequente Beseitigung zurück. Die Sorge

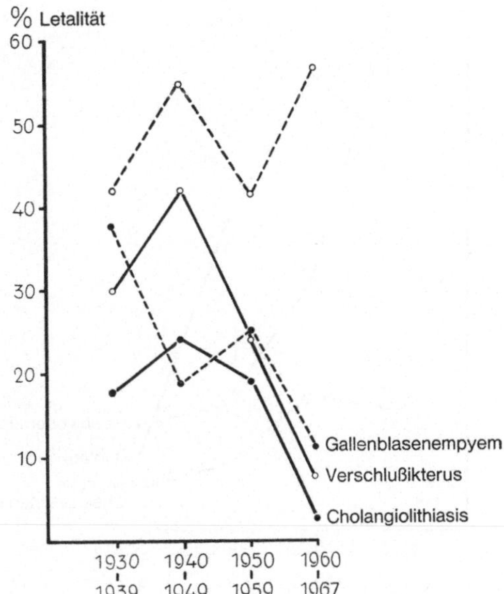

Tabelle 13 Operationsletalität in Abhängigkeit von der Art der Erkrankung in den einzelnen Jahrzehnten des Beobachtungszeitraumes. Die obere Kurve zeigt die unverändert hohe Letalität bei galliger Peritonitis

für ungehinderten Gallenfluß ist die beste Prophylaxe gerade gegen die letalen post-operativen Komplikationen (gallige Peritonitis, aszendierende Gallenweginfektion mit Zusammenbruch der Leberfunktion).

Nicht ganz so eindrucksvoll sind die Ergebnisse bei den akuten Entzündungskompli-kationen. Das überraschte, da wir gerade hier durch Einführung der Antibiotika die größte Wende erwartet hätten. Immerhin gelang beim Gallenblasenempyem eine Senkung der Letalität von 38% auf 11,2%. Die Letalität der galligen Peritonitis blieb mit über 50% unbeeinflußt. Die immer noch hohe Operationsletalität der akuten Entzündungskomplikationen veranlaßt zur Vorsicht bei der Indikationsstellung. Wir streben daher, wenn eben möglich, die Intervalloperation an. Den Vorteil der Antibiotika sehen wir darin, das akute Stadium ablaufen zu lassen, um dann im Frühintervall unter günstigen Bedingungen die endgültige Sanierung der Gallenwege vorzunehmen.

4. Abhängigkeit der Letalität von der Art der Operation

Bei 2213 Patienten wurde lediglich die Gallenblase entfernt. Bei 840 Patienten wurde außerdem der Gallengang eröffnet. Der Eingriff am Gallengang wurde 645mal mit T-Drain, 59mal mit Primärnaht des Gallenganges und 132mal mit Choledochoduode-nostomie beendet.

Tabelle 14 bringt die Letalität der wichtigsten Operationen im Zeitprofil. Leider sind die Ergebnisse der Primärnaht und der Choledochoduodenostomie für diese Untersuchungen nicht verwertbar, da sie jeweils nur in einem begrenzten Zeitabschnitt angewandt wurden. Die Letalität der einfachen Cholezystektomie — bei einfacher Cholelithiasis und Entzündungskomplikationen zusammengenommen — ging von 4,9 auf

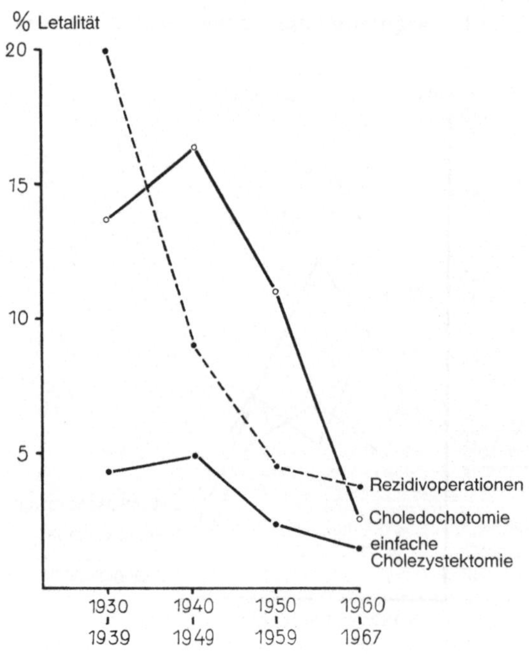

Tabelle 14 Operationsletalität in Abhängigkeit von der Art der Operation in den einzelnen Jahrzehnten des Beobachtungszeitraumes

1,4% zurück. Eingriffe am Gallengang zeigten eine Senkung der Letalität von 16,5%
auf 2,4%. Bei den Rezidivoperationen sank die Sterblichkeit von 20% auf 3,9%.

Tabelle 15   Letalität der Gallensteinchirurgie in den Jahren 1962 bis 1967. Gesamtletalität
und Unterteilung nach der Art der Erkrankung

Art der Erkrankung	Zahl der Fälle	Letalität
Gesamtzahl 1962 bis 1967	1151	1,8%
Einfache Cholelithiasis	704	0,8%
Komplizierte Cholelithiasis (gesamt)	447	3,3%
Cholangiolithiasis (gesamt)	199	2,0%
Verschlußikterus	85	5,9%
Gallenblasenempyem	77	7,8%
Gallige Peritonitis	8	60,0%
Rezidivoperationen	43	2,3%

5. Gegenwärtiger Stand der Gallensteinchirurgie

Für die praktische Verwertung der Letalitätszahlen sind die Durchschnittswerte des
ganzen Beobachtungszeitraumes weniger bedeutungsvoll. Der gegenwärtige Stand spiegelt sich in den Ergebnissen der Jahre 1962 bis 1967 wider, in denen nach den Regeln
dieses Buches verfahren wurde. In Tabelle 15 sind die Letalitätszahlen der Jahre 1962
bis 1967 des eigenen Krankengutes zusammengestellt. Neben der Angabe der Gesamtletalität ist die Letalität nach dem Entwicklungsstadium des Steinleidens aufgeschlüs-
selt. Die Art der Erkrankung als Bezugsgröße erlaubt nach unserer Erfahrung eine diffe-
renziertere Aussage als die Einteilung nach der Art der ausgeführten Operation. Absolute Spitzenergebnisse, wie sie nur wenige unter glücklichen Umständen erzielen,
wurden — bei der Struktur einer Großklinik verständlich — nicht erreicht. Es handelt
sich hier um die Sammelergebnisse der ganzen Klinik, in die die Leistungen aller Ärzte
eingehen. Gerade deshalb glauben wir, daß unsere Zahlen eine Hilfe bei der Frage sind,
was heute in der Gallensteinchirurgie allgemein erwartet werden kann:
Die Letalität beim einfachen Steinleiden liegt unter 1%. Sie ist die niedrigste, die wir
in der Gallenchirurgie aufzuweisen haben. Die komplizierte Cholelithiasis hat eine
4mal so hohe Letalität. Steinwanderungskomplikationen sind günstiger zu bewerten als
schwere Entzündungskomplikationen. Die Cholangiolithiasis hat eine 2mal so hohe,
das Gallenblasenempyem eine 10mal so hohe und die gallige Peritonitis eine 60mal
höhere Letalität als das einfache Steinleiden. Der Altersfaktor spielt heutzutage bis in
das 7. Lebensjahrzehnt nur eine geringe Rolle. Bei Überschreitung des 70. Lebensjahres
schnellt die Gesamtletalität immer noch sprunghaft hoch auf 14%. Das mahnt zur Vorsicht und Besonnenheit bei der Indikationsstellung im Greisenalter.

L. Frühoperation oder konservative Behandlung des Gallensteinleidens

(Allgemeine Indikationsstellung zur Operation)

An der Behandlung der Gallenwegerkrankungen beteiligen sich die Fachgebiete der Inneren Medizin, Gastroenterologie und Chirurgie. Die Diskussion um die richtige Therapie wird daher nicht verstummen. Einigkeit besteht wohl darüber, daß Dyskinesien Domäne der konservativen Behandlung sind.

Differenzierter wird die Diskussion bei der Behandlung des Steinleidens. Es unterliegt keinem Zweifel, daß bei einer guten internistischen Therapie etliche Steinkranke jahrelang in einem leidlich beschwerdefreien Zustand gehalten werden können und mit ihren Steinen alt werden. Von einer Heilung kann man dabei nicht sprechen. In vielen Fällen wird der Kranke durch konservative Therapiewahl auf einen langen Leidensweg verwiesen, der im verschleppten Gallensteinleiden mit allen seinen vitalen Gefahren endet. WENDELIN hat festgestellt, daß von 1000 obduzierten Gallensteinträgern 8,6% direkt an den Komplikationen des Leidens verstorben waren und daß bei weiteren 7,8% die Cholelithiasis einen wesentlichen Teilfaktor des Ablebens darstellte. Zusammen sind das 16,4%. Diese Zahlen decken sich in etwa mit den Befunden von AVERY JONES, wonach von 8 Patienten mit Gallensteinen einer an den Folgen des Steinleidens stirbt. Aber auch ohne vitale Gefahren sind Gallensteine ein Leiden, das den Kranken bei konservativer Behandlung lebenslang quälen kann, das seine Arbeitsfähigkeit aushöhlt und seinen Lebensgenuß immer von neuem stört. Durch konservative Behandlung wird ein Gallensteinleiden nicht geheilt, es wird allenfalls erträglich.

Das Steinleiden neigt zu Entzündungs- und Steinwanderungskomplikationen, die ihm eine ernste Wende geben können. Niemand kann im Einzelfall voraussagen, ob und wann das einfache Steinleiden zum komplizierten Steinleiden wird. Jeder Steinträger hat die potentiellen Gefahren einer bedrohlichen Komplikation in sich.

Das ganze Leiden und alle seine potentiellen Gefahren sind mit einem Schlage zu beenden durch die rechtzeitige Operation, die zu einer Sanierung des ganzen biliären Systems führt. Der Kranke wird aber nur dann in den vollen Genuß der operativen Behandlung kommen, wenn die Operation rechtzeitig erfolgt, bevor durch Komplikationen irreparable Schäden an den empfindlichen Strukturen des biliären Systems aufgetreten sind, und bevor ihm im Stadium des verschleppten Gallensteinleidens ein unnötig hohes Operationsrisiko aufgebürdet werden muß.

Der Chirurg empfiehlt daher die Frühoperation. Frühoperation bedeutet nicht Sofortoperation. Sie ist beim Gallensteinleiden nur ganz selten nötig (Perforation, gallige Peritonitis, septischer Verschlußikterus). Fast immer ist Zeit zu ausgiebiger Diagnostik, konservativer Vorbehandlung und besonnener Indikationsstellung. Die Operation erfolgt zum Zeitpunkt der Wahl.

Unter Frühoperation verstehen wir die Beseitigung des Steinleidens früh, sowohl in bezug auf das Lebensalter des Patienten als auch auf das Entwicklungsstadium des Leidens. Wir streben die Frühoperation an, weil mit zunehmendem Lebensalter und mit Übergreifen des Leidens auf den Gallengang die Operationsletalität empfindlich steigt. Restbeschwerden nach Frühoperation sind heute fast unbekannt, beim komplizierten Steinleiden, trotz intraoperativer Subtildiagnostik, nicht immer vermeidbar.

Frühoperation setzt Früherfassung der Steinkranken voraus. Sie ist bei typischer Kolikanamnese nicht schwierig. Hingegen wird bei uncharakteristischen Oberbauchbeschwerden oft nicht an die Möglichkeit eines Steinleidens gedacht. Bei allen Krankheitsbildern, die Beschwerden im Sinne einer Cholezystopathie machen, muß daher rechtzeitig durch gezielte Untersuchung der Steinverdacht bestätigt oder ausgeschlossen werden. Beim erwiesenen Steinleiden sollte die Operation erfolgen. Die Rückwirkungen des verschleppten Leidens auf Leber, Bauchspeicheldrüse und andere innere Organe werden vermieden. In diesem Sinne ist die frühzeitige operative Sanierung der Gallenwege echte präventive Medizin.

Wir verkennen nicht die Schwierigkeiten, denen sich der Arzt oft gegenüber sieht, gerade einen Kranken im Frühstadium von der Notwendigkeit einer operativen Behandlung zu überzeugen. Er wird das um so eher können bei Kenntnis der Folgen des verschleppten Leidens, die oft nicht mehr reparabel sind, und unter Hinweis auf den Gewinn, den die Frühoperation dem Patienten bietet: Die Letalität ist die niedrigste (unter 1%), die funktionellen Endergebnisse sind die besten, die wir in der Gallenchirurgie aufzuweisen haben.

Literatur

Acosta, J. M., and G. L. Nardi: Papillitis. Arch. Surg. 92, 354 (1966).

Adolph, K.: Gallengangs- und Pankreasdiagnostik. Stuttgart 1968.

Appleman, R. M., J. T. Priestley and R. P. Gage: Cholelithiasis and Choledocholithiasis. Mayo Clinic Proceedings 39, 473 (1964).

Bartelheimer, H.: Erkrankungen der Gallenblase und der Gallenwege. In: Gallenblase und Gallenwege. Hrsg. von Boecker, W., Stuttgart 1963.

Bauchhenss, G.: Die Kalkgalle. Chir. Praxis 10, 181 (1966).

Baumann, J.: Biliodigestive Anastomosen im Leberhilus wegen Gallenwegsstrikturen. Chirurg 38, 202 (1967).

Baumann, W.: Perforationslose gallige Peritonitis. Dtsch. Gesundheitswesen 18, 1522 (1963).

Bergerhof, H. D.: Fortschritte in der Chirurgie der Gallenwege. Med. Klin. 61, 513 (1966).

Bergerhof, H. D.: Untersuchungen zur Frühoperation des Gallensteinleidens. Dtsch. med. Wschr. 91, 1590 (1966).

Bergerhof, H. D.: Die Letalität der Gallensteinchirurgie. Dtsch. med. Wschr. 92, 157 (1967).

Bergerhof, H. D.: Todesursachen in der Gallensteinchirurgie. Chirurg 38, 61 (1967).

Bergerhof, H. D.: Erfahrungen mit der Radiomanometrie bei 500 Gallensteinoperationen. Bruns' Beitr. klin. Chir. 216, 602 (1968).

Bergerhof, H. D.: Die Morphologie der Gallenwege im intraoperativen Cholangiogramm. Fortschr. Med. (im Druck).

Bittmann, O.: Unmittelbare Spätergebnisse nach 202 Sphinkterotomien. Chirurg 37, 262 (1966).

Bode, F. F.: Die akute Pankreatitis vor und nach Eingriffen an den Gallenwegen. Chirurg 34, 207 (1963).

Bodvall, B., and B. Övergaard: Cystic Duct Remnant after Cholecystektomie. Ann. Surg. 163, 382 (1966).

Boecker, W.: Die Balneotherapie bei Gallenerkrankungen. Landarzt 44, 182 (1968).

Boeckl, O., und E. Hell: Intraoperative Gallenwegsdiagnostik mit Radio-Elektro-Manometrie. Dtsch. med. Wschr. 92, 1708 (1967).

Böhmig, H. J., und A. Fritsch: Die Bedeutung der Cholangiometrie für die intraoperative Gallenwegsdiagnostik. Chirurg 37, 446 (1966).

Brücke, H. v.: Eine Methode zur Messung des Abflusses in der Papille (Cholangiometrie). Langenbecks Arch. klin. Chir. 301, 353 (1962).

Brücke, H. v.: Physikalische Meßmethoden in der Gallenchirurgie. Langenbecks Arch. klin. Chir. 321, 334 (1968).

Brühl, W.: Leber- und Gallenwegserkrankungen. Stuttgart 1967.

Burmeister, H.: Reoperationen an den Gallenwegen. Dtsch. Gesundheitswesen 38, 1779 (1967).

Cattell, R. B., and J. W. Braasch: General Considerations in the Management of Benign Strictures of the Bile Duct. In: Surgical Practice of the Lahey Clinic. London 1962.

Cattell, R. B., and J. W. Braasch: Primary Repair of Benign Strictures of the Bile Duct. In: Surgical Practice of the Lahey Clinic. London 1962.

Cattell, R. B., and J. W. Braasch: Two Stage Repair of Benign Strictures of the Bile Duct. In: Surgical Practice of the Lahey Clinic. London 1962.

Cattell, R. B., and J. W. Braasch: Repair of Benign Strictures of the Bile Duct Involving Both or Single Hepatic Ducts. In: Surgical Practice of the Lahey Clinic. London 1962.

Cattell, R. B., and J. W. Braasch: Management of Patients with Unsatisfactory Results after Cholecystectomy. In: Surgical Practice of the Lahey Clinic. London 1962.

Cattell, R. B., B. P. Colcock, and J. L. Pollack: Stenosis of the Sphincter of Oddi. In: Surgical Practice of the Lahey Clinic. London 1962.

Cattell, R. B., and J. M. St. Ville: Amputation Neuromas of the Biliary Tract. In: Surgical Practice of the Lahey Clinic. London 1962.

Coinaud, M. C.: Cholangio-Jéjunostomies intrahépatiques gauches. Arch. Francaises des Maladies de l'Appareil Digestif 56, 295 (1957).

Colcock, B. P., and H. V. Liddle: Common–Bile–Duct Stones. In: Surgical Practice of the Lahey Clinic. London 1962.

Colcock, B. P., and J. E. McManus: Experiences with 1356 Cases of Cholecystitis and Cholelithiasis. In: Surgical Practice of the Lahey Clinic. London 1962.

Dalichau, H.: Beurteilbarkeit der Papillenfunktion durch intraoperative Fernsehcholangiographie. Med. Klin. 61, 529 (1966).

Dalichau, H., und E. Ungeheuer: Welche Kriterien rechtfertigen die Cholecystektomie ohne Cholelithiasis? Chirurg 36, 406 (1965).

Dietrich, K. F.: Die Hepaticusstenose bei Gallenblasenhals- und Zystikussteinen (Mirizzi-Syndrom). Bruns' Beitr. klin. Chir. 206, 9 (1963).

Dietrich, K. F.: Arbeitsfähigkeit und Residualerscheinungen nach Gallensteinoperationen. Bruns' Beitr. klin. Chir. 209, 355 (1964).

Eisenreich, F. X., F. X. Sailer und D. I. Knoop: Moderne Gesichtspunkte zur Taktik und Technik der Gallenchirurgie. Fortschr. Med. 84, 227 (1966).

Födisch, H. J., und G. P. Marzoli: Morphische Untersuchungen über die »Papillitis stenosans cholangica«. Münch. med. Wschr. 104, 2501 (1962).

Födisch, H. J., und G. P. Marzoli: Pathologisch-anatomische Grundlagen der gutartigen Stenose der Papilla Vateri. Bruns' Beitr. klin. Chir. 209, 143 (1964).

Franke, H.: Das verschleppte Gallensteinleiden. Zbl. Chir. 88, 495 (1963).

Fritsch, A.: Cholangiometrische Untersuchungen über die Wirkung der transduodenalen Papillotomie auf den Papillendurchfluß. Langenbecks Arch. klin. Chir. 310, 73 (1965)

Frommhold, W.: Gallensystem. In: Schinz, Baensch u. a.: Lehrbuch der Röntgendiagnostik, Band 5. Stuttgart 1965.

Grabinger, A., R. Pichlmayr und R. Zenker: Wiederherstellung des durchtrennten Choledochus. Münch. med. Wschr. 109, 2728 (1967).

Grassberger, A., und R. Seyss: Die funktionelle intraoperative Cholangiographie. Wien. klin. Wschr. 75, 736 (1963).

Grassberger, A., und R. Seyss: Zur Differentialdiagnose der Gallensteine: »Gallenschlamm«. Münch. med. Wschr. 106, 1250 (1964).

Grassberger, A., und R. Seyss: Zur Röntgendiagnostik der Papillitis. Med. Welt 1155 (1965).

Gregl, A., R. Schuster und M. Sperka: Klinische Bedeutung der negativen Cholecystographie. Med. Welt 2735 (1955).

Gresser, A., und H. Everke: Operativ bedingte Verletzungen der Gallengänge. Chirurg 38, 220 (1967).

Grewe, H. E.: Eingriffe an Gallenblase und Gallenwegen. In: Der operierte Kranke. München 1969.

Griessmann, H.: Die Endoskopie der Gallenwege. Langenbecks Arch. klin. Chir. 301, 321 (1962).

Grill, W., und M. M. Forell: Die Papillenstenose als Ursache rezidivierender Oberbauchbeschwerden. Münch. med. Wschr. 107, 1521 (1965).

Grill, W., H. Pichlmaier und M. Hernandez: Experimentelle Untersuchungen über den Verschlußmechanismus der distalen Gallenwege nach transduodenaler Sphinkterotomie. Langenbecks Arch. klin. Chir. 302, 220 (1963).

Grözinger, K. H., und D. Krumhaar: Zwanzig Jahre Chirurgie der extrahepatischen Gallenwege an der Chirurgischen Universitätsklinik Heidelberg. Chirurg 36, 410 (1965).

Gütgemann, A., K. H. Schriefers, R. Philipp und D. Wülfing: Zur rekonstruktiven Chirurgie des verletzten und strikturierten großen Gallenganges. Bruns' Beitr. klin. Chir. 210, 129 (1965).

Haenisch, G.: Zur Operationsindikation bei Krankheiten des Gallensystems. Münch. med. Wschr. 105, 2113 (1963).

Hafter, E.: Praktische Gastroenterologie. 3. Auflage. Stuttgart 1965.

Haim, E.: Zur »idealen Cholecystektomie«. Wien. med. Wschr. 113, 349 (1963).

Hartmann, G., und G. Lumme: Ursachen von Reoperationen am Gallenwegssystem. Zbl. Chir. 93, 102 (1968).

Heberer, G., und H. J. Peiper: Die Hepatocholangiojejunostomie bei Verlust der extrahepatischen Gallenwege. Chirurg 33, 29 (1962).

Heiss, W.: Bedeutung der transduodenalen Sphinkterotomie in der Gallenchirurgie. Wien. klin. Wschr. 77, 97 (1965).

Hepp, J.: Aktuelle Wege in der Chirurgie der Choledocholithiasis. Münch. med. Wschr. 108, 1313 (1966).

Herzog, K. H.: Indikation und Technik der Decholedochoduodenostomie. Chirurg 37, 486 (1966).

Herzog, K. H.: Radiomanometrie bei Gallenwegsoperationen. Zbl. Chir. 93, 710 (1968).

Hess, W.: Die Erkrankungen der Gallenwege und des Pankreas. Stuttgart 1961.

Hess, W.: Die Anzeigestellung zu den Eingriffen an Gallenwegen und Pankreas. Internist 5, 457 (1964).

Hess, W.: Dyskinesien der Gallenblase. Landarzt 42, 507 (1966).

Hess, W.: Probleme der Operationswahl in der Gallenchirurgie. Chirurg 38, 197 (1967).

Hess, W.: Die Stenosen der Papilla Vateri. Actuelle Chir. 2, 81 (1968).

Hornkiewitsch, Th.: Zur Funktion des Ductus choledochus und der Papille (Kinematographische Untersuchungen). Fortschr. Röntgenstr. 90, 323 (1959).

Hüdepohl, M.: Das Postcholezystektomiesyndrom. Med. Klin. 60, 1893 (1965).

Kaiser, E.: Indikationen zur Cholecystektomie. Dtsch. med. Wschr. 90, 396 (1965).

Karpati, A.: Praxis der Cholecystangiographie. Internist 3, 35 (1962).

Kern, E.: Zur Operationstaktik bei Eingriffen wegen Steinleidens der Gallenwege. Chirurg 35, 57 (1964).

Köhler, R.: Internistischer Beitrag zur Chirurgie der Gallenwege. Zbl. Chir. 89, 737 (1964).

Kothe, W., und R. Reding: Zur Beurteilung und Prognose operativer Gallengangsverletzungen. Zbl. Chir. 90, 570 (1965).

Kourias, B.: Zur Operationstaktik der Gallenwegsrevision wegen Steinleidens. Chirurg 38, 214 (1967).

Kourias, B., und K. Stucke: Atlas der per- und postoperativen Cholangiographie. Stuttgart 1967.

Kraft, E., und U. M. Walz: Zur Chirurgie des Hepato-Choledochus und der Papilla Vateri. Med. Welt 17, 2541 (1966).

Krauss, H., und E. Kern: Bougierung der Papilla Vateri. Dtsch. med. Wschr. 88, 754 (1963).

Kunz, H.: Eingriffe an der Gallenblase und den Gallenwegen. In: Brandt, Kunz, Nissen: Intra- und postoperative Zwischenfälle, Band 2. Stuttgart 1965.

Kyrle, P.: Neurectomie de l'Artère hépatique commune dans l'Ictère par Hépatite. Lyon chirurgical 56, 55 (1960).

Lennert, K. A., und E. Gebert: Zur Diagnose des Gallensteinileus. Bruns' Beitr. klin. Chir. 213, 458 (1966).

Lindemann, G.: Zum Gallensteinileus. Zbl. Chir. 91, 1937 (1966).

Mättig, H.: Die Rolle der Choledochotomie in der Gallenwegschirurgie. Zbl. Chir. 89, 1009 (1964).

Mättig, H.: Die Verbreitung der Radiomanometrie im 25. Jahr ihres Bestehens. Zbl. Chir. 93, 899 (1968).

Mättig, H., und H. J. Hitschfeld: Die postoperative Untersuchung der Papillenfunktion und ihre Konsequenzen. Zbl. Chir. 93, 771 (1968).

Michie, W., and A. Gunn: Bile-Duct Injuries. Brit. J. Surg. 51, 96 (1964).

Nassr-Esfahani, H., und H. J. Fichtner: Die Bedeutung der Cholangiographie in der Gallen-chirurgie. Bruns' Beitr. klin. Chir. 208, 305 (1964).

Niedner, F. F., und H. Kief: Klinische und mikromorphologische Untersuchungen zur Pathogenese der Papillenstenose. Med. Welt 26 (1965).

Oppholzer, R.: Ligaturgranulomikterus. Wien. klin. Wschr. 77, 128 (1965).

Overbeck, W., E. Kern und W. Schwick: Rezidiveingriffe an den Gallenwegen. Langenbecks Arch. klin. Chir. 321, 1 (1965).

Parr, F.: Über die Ursachen von Beschwerden nach Choledocho-Duodenostomie-Operation. Med. Welt 34, 1687 (1961).

Partington, P. F.: Sphincterotomy for Stenosis of the Sphincter of Oddi. Surg. Gynec. Obstet. 123, 282 (1966).

Pavel, I.: Die Gallenblase und die ableitenden Gallenwege. Jena 1962.

Peiper, H. J.: Gesichertes und Problematisches in der Gallenchirurgie. Med. Welt 1964, 1593.

Peiper, H. J.: Technik und Indikationen der perkutanen transhepatischen Cholangiographie. Chirurg 38, 210 (1967).

Postlethwait, R. W., R. R. Hernandez and M. L. Dillon: Hepatic Artery Lesions. Ann. Surg. 159, 895 (1964).

Rathke, L.: Steinrezidiv und Gallenwegsanastomosen. Stuttgart 1956.

Rathke, L.: Die Erkrankungen des Gallenwegsystems aus chirurgischer Sicht. Landarzt 44, 157 (1968).

Richter, J.: Zur intraoperativen Diagnostik bei Erkrankungen des Gallensystems. Zbl. Chir. 92, 541 (1967).

Rosa, R. de: Zur Frühoperation bei Erkrankungen des Gallengangsystems. Fortschr. Med. 81, 636 (1963).

Rosa, R. de: Indikation und Technik der Papillenplastik. Zbl. Chir. 89, 1977 (1964).

Rosa, R. de: Das Krankheitsbild der perforationslosen galligen Peritonitis. Fortschr. Med. 82, 211 (1964).

Rosenthal, A.: Zur Sphinkterotomie und transpapillären Choledochusdrainage. Chirurg 36, 350 (1965).

Schamaun, M.: Zur Technik der intrahepatischen Cholangiojejunostomie nach Longmire bei hohem Verschluß des Ductus hepaticus. Chirurg. 38, 236 (1967).

Schneiderbaur, A., und E. Lhotka: Zur Cholestase. Wien. med. Wschr. 113, 796 (1963).

Schöndube, W.: Die Erkrankungen der Gallenwege. Stuttgart 1956.

Schriefers, K. H., und F. J. Braun: Nachoperationen an den Gallenwegen. Zbl. Chir. 92, 2974 (1967).

Schweitzer, F., und F. Tomschi: Die Refluxcholangitis. Wien. med. Wschr. 114, 442 (1964).

Smith, R.: Hepaticojejunostomy with Transhepatic Intubation. Brit. J. Surg. 51, 186 (1964).

Staffen, A.: Intraoperative Gallenwegsdiagnostik mit einem modifizierten Hess'schen Cholangiometer. Wien. med. Wschr. 117, 1120 (1967).

Stauber, R.: Zur Frage der intraoperativen Diagnostik in der Gallenchirurgie mit besonderer Berücksichtigung einer neuen Methode der Radiomanometrie. Chirurg 35, 536 (1964).

Stauber, R.: Neue Technik einer intraoperativen Elektromanometrie der Gallenwege. Chirurg 37, 541 (1966).

Stauber, R.: Intraoperative Diagnostik in der Gallenchirurgie. Wien. med. Wschr. 117, 1093 (1967).

Stauber, R.: Zur Frage der Druckmessungen an den Gallenwegen. Dtsch. med. Wschr. 93, 687 (1968).

Stelzner, F.: Die End-zu-End-Naht und andere Methoden der Rekonstruktion der Gallenwege. Chirurg 32, 234 (1961).

Stiller, H.: Zur Indikation und Problematik transduodenaler Eingriffe an der Papilla Vateri. Med. Welt 34 (1961).

Taubert, E.: Die transduodenale Papillotomie. Zbl. Chir. 90, 1697 (1965).

Taubert, E.: Erfahrungen mit der intraoperativen Cholangiographie. Chirurg 36, 319 (1965).

Warren, K. W.: Choledochostomy and Cholecystectomy. In: Surgical Practice of the Lahey Clinic. London 1962.

Wildegans, H.: Die operative Gallengangsendoskopie. München 1960.

Wildegans, H.: Die operative Gallengangsendoskopie im Wandel von 10 Jahren. Fortschr. Med. 81, 373 (1963).

Wildhirt, E.: Die Differentialdiagnose des Ikterus als Grundlage für chirurgische Eingriffe. In: Gallenblase und Gallenwege, hrsg. von Boecker, W. Stuttgart 1963.

Wilson, H.: Stricture of the Common Bile Duct. Surg. Clin. of North America 42, 1329 (1962).

Witthaut, H., und G. Börger: Erfahrungen mit der Choledocho-Duodenostomie und T-Drainage am mittleren Allgemeinkrankenhaus. Zbl. Chir. 91, 899 (1966).

Zittel, R. X.: Rückwirkungen biliodigestiver Anastomosen auf die Leber. Chirurg 39, 317 (1968).

Zuckschwerdt, L.: Die Chirurgie der Gallenblase und der Gallenwege. In: Gallenblase und Gallenwege, hrsg. von Boecker, W. Stuttgart 1963.

Sachverzeichnis